Fr. GUERMONPREZ

CRITIQUES ET CONTROVERSES

SUR LA

GYMNASTIQUE

DES CONVALESCENTS

APRÈS LES FRACTURES DES MEMBRES

avec 74 figures dans le texte

PARIS

J. ROUSSET, Éditeur

...ue Monsieur le Prince et 1, rue Casimir Delavigne

1905

CRITIQUES ET CONTROVERSES

SUR LA

GYMNASTIQUE

Fr. GUERMONPREZ

CRITIQUES ET CONTROVERSES

SUR LA

GYMNASTIQUE

DES CONVALESCENTS

APRÈS LES FRACTURES DES MEMBRES

avec 74 figures dans le texte

PARIS

J. ROUSSET, Éditeur

12, rue Monsieur le Prince et 1, rue Casimir Delavigne

1905

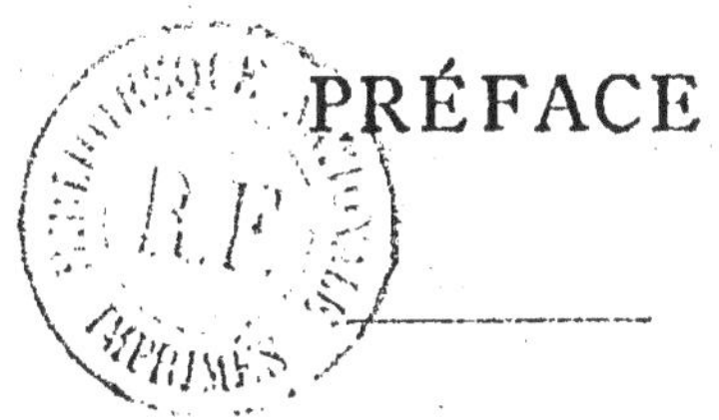

PRÉFACE

La gymnastique est redevenue un problème d'actualité : elle recommence à préoccuper les hygiénistes et aussi les médecins. Dans le corps médical, ce sont les officiers du service de santé militaire, qui, reprenant la question, ont rendu les plus grands services. Le règlement sur l'instruction de la gymnastique a été publié par le ministère de la guerre, en conséquence d'un rapport du 22 octobre 1902 ; une seconde édition a été mise à jour jusqu'en janvier 1904. Les médecins militaires français ont élargi la portée utilitaire de cette excellente réforme. M. le médecin principal Ch. Vuillemin et M. le médecin major L. Roblot y ont contribué par leurs écrits justement estimés.

Pendant le même temps, le ministère de l'instruction publique et des beaux arts en est encore à rééditer le manuel d'exercices gymnastiques et de jeux scolaires sous la garantie de la Commission instituée par arrêté ministériel du 18 octobre 1887. On en reste aux mouvements d'ensemble avec les altères, les barres à sphères, et les massues. On y enseigne la boxe, la bâton, la canne. On y fait les mouvements aux petites échelles jumelles, aux perches mobiles et fixes, à l'échelle et aux barres horizontales à hauteur de suspension, sur les barres ou sur l'échelle horizontale à hauteur d'appui. Au lieu de mener l'éducation physique selon une méthode rationnelle, on s'attarde à l'ancienne gymnastique aux agrès.

En chirurgie, l'éducation des membres blessés n'est plus à faire ; mais, si l'on veut arrêter une infirmité en voie de devenir définitive, il faut bien recommencer l'éducation fonctionnelle des membres ; et on fait une erreur, lorsqu'on délaisse ce soin pour l'abandonner à un personnel improvisé.

*

En France, il y a encore peu de chirurgiens qui s'occupent de gymnastique pendant la convalescence des fractures des membres.

On s'y intéresse jusqu'à ce que la consolidation soit obtenue. Pour le reste, il n'existe ni matériel, ni personnel, ni dans les institutions d'enseignement, ni dans les grands hôpitaux, pas même dans certaines cliniques, où tous admirent les plus opulentes salles d'opérations chirurgicales. Presque personne ne semble se préoccuper de ce que deviennent les fractures après leur consolidation. Qu'il survienne une arthropathie, on s'en désintéresse. Qu'il y ait de la myosite, ou de la ténosite, on ne s'y arrête guère davantage que pour un simple érythème [1].

1. En 1905, M. Georges Berne, comme en 1894, se prononce en faveur du traitement de tous les troubles tardifs après les fractures des membres. Dans la troisième édition de son livre : le *massage manuel théorique et pratique*, il maintient son chapitre sur les fractures, p. 150 ; il développe (p. 194) ses pages sur les myosites et sur les amyotrophies et autres affections musculaires ; et surtout il ajoute, cette fois encore, soixante-dix figures de gymnastique empruntées (p. 349) au traité de Rebmayr. Il n'y ajoute aucune explication. C'est une simple affirmation du principe « des divers mouvements passifs et actifs, *que le praticien doit connaître et utiliser*... » (G. Berne, 1905 ; p. 349.)

Dans la controverse relative à la priorité de la gymnastique rationnelle, il y a des Allemands qui ont revendiqué pour leur pays une part curieusement présentée par Carl Euler.

« L'Université protestante d'Erlangen (en Bavière) fut la première en Allemagne, sinon en Europe, qui adopta la gymnastique. Elle y fut introduite en 1804 par Roux, le professeur d'escrime de l'Université. Le docteur Jean-Adolphe-Charles Roux, descendant d'un comte français, échappé à la Saint-Barthélemy, était né le 25 octobre 1766 ; il étudia la théologie à l'Université d'Iéna ; mais, par goût, il devint professeur d'escrime à l'Université d'Erlangen. En 1804, il installa, à ses propres frais, un local pour les exercices gymnastiques des étudiants. Plus tard, le roi lui fit cadeau d'un grand bâtiment à cet effet. Il mourut en 1836.

» Bien que sur les plans d'études des écoles primaires on voie figurer la gymnastique déjà en 1806 et 1811, elle n'y fut pas introduite.

» Lorsqu'enfin Louis Ier monta sur le trône (de Bavière)..., il protégea la gymnastique, qui était alors prohibée partout ailleurs en Allemagne. Il fit construire un local public et mit le docteur Massmann à la tête de cette portion de l'enseignement. Tous les enfants de la famille royale durent prendre part aux exercices. — Mais le roi avait fait un mauvais choix en Massmann, qui, de 1827 à 1842, ne fit absolument rien pour la formation de professeurs de gymnastique. Pas un seul n'est sorti de son Institut ; tandis que les Nachtegall, Ling, de Ron, Rothstein cherchèrent surtout à atteindre ce but : la formation de bons professeurs » (pp. 49, 50).

Dans cette énumération, Nachtegall occupe le premier rang. Carl Euler en explique ailleurs (pp. 11, 12) les motifs. — « En 1804, on fonda à Copenhague, sur les ordres du prince royal, un

En Suède, « la myosite,ou inflammation du tissu musculaire est une affection, qui occupe beaucoup les gymnastes et les masseurs » : c'est ce qu'affirme M. A. Wide [1]. Et il indique un traitement qui est

---

Institut gymnastique militaire, destiné à former des instructeurs pour l'armée danoise-norwégienne, pour la flotte et les écoles normales. Plus tard, cet institut fut réorganisé pour la formation d'instructeurs de gymnastique civils et militaires pour le pays entier. » — Cet Institut de Copenhague est antérieur à la fondation de celui de Ling à Stockholm. Ce n'est contesté par personne ; mais c'est peut-être trop oublié.

M. Léon Mac-Auliffe le précise : « Vers 18[illegible] Ling étudia à Copenhague, où il fréquenta tout particulière[illegible] les salles d'escrime française. Elève de Nachtegall, il ap[illegible] auprès de lui les principes de la gymnastique moderne... » ([illegible] *thérapeutique physique d'autrefois.* Paris, 1904 ; p. 351.)

« En 1812, le 26 février, on installa le lieutenant Martensen comme professeur de gymnastique à l'école normale et à l'Université de Kiel. L'ordonnance royale était rédigée en langue allemande parce que Kiel est situé dans le Holstein. Le lieutenant Martensen étant instructeur militaire, ne connaissait pas la gymnastique pédagogique : c'est pourquoi l'ordonnance royale lui ordonnait de retourner à l'Institut central de Copenhague pour y étudier cette partie de l'enseignement...

» Nachtegall était le fils d'un tailleur à Copenhague. Né le 3 octobre 1777, il alla en 1794 à l'Université pour étudier la théologie. En 1804, il fut nommé professeur de gymnastique et directeur de l'Institut central ; et il fit des lectures sur la gymnastique. Nommé capitaine des gardes du corps en 1807, il devint directeur de la gymnastique en 1821, et, quelques années avant sa mort, commissaire général au département de la guerre... Il mourut au mois de mai 1847. » (Carl Euler. *Matériaux relatifs à l'histoire de la gymnastique.* Paris, Bruxelles, Leipzig et Livourne, 1870.)

« Nachtegall pouvait, avec raison, et avec une certaine fierté, faire remarquer, en 1830, que, dans le petit pays du Danemark, la gymnastique était enseignée dans deux mille écoles environ ; dans toutes les écoles de l'armée et de la marine ; et dans toute l'armée. — De plus, l'Institut central avait formé mille sept cent quatorze instructeurs professeurs de gymnastique, qui avaient passé leur examen avec distinction. » (p. 13).

1. A. Wide, professeur et directeur de l'Institut orthopédique de

le même dans la plupart des cas et qui consiste en un pétrissage vigoureux et en mouvements d'abord passifs, puis actifs.

Cependant, le professeur de Stockholm ne se borne pas à cette énumération sommaire. « S'il est naturel, dit-il, que le pétrissage soit un moyen thérapeutique puissant, il ne faut pas, comme le font certains masseurs ignorants, s'y rattacher exclusivement et négliger complètement la gymnastique. Ce serait faire preuve, comme chez ceux que nous venons de citer, d'absence complète de connaissances scientifiques. — Pour permettre à un muscle en état pathologique de reprendre son activité, il est nécessaire de le mettre dans un état ou une position qui lui donne la latitude d'employer sa capacité de contraction.

» Les exercices de gymnastique sont donc aussi importants que le pétrissage, soit dans les maladies du système osseux avec déformation de certaines parties du squelette, soit à la suite de blessures extérieures dues à des accidents ou à des opérations

l'Etat à Stockholm. *Traité de gymnastique médicale suédoise*, traduit, annoté et augmenté par M. Bourcart. Paris, Genève, 1898 ; p. 335. — Pour cet auteur, l'étiologie est assez variable ; cependant le rhumatisme est, à l'entendre, un des principaux facteurs de la myosite. Celle-ci peut résulter des blessures extérieures, d'un excès de travail et surtout d'un travail spécial, continu, exécuté par un même groupe de muscles. — Quelle que soit l'origine de cette affection, ses symptômes sont généralement identiques : douleur en travaillant avec les muscles malades, diminution ou disparition de la capacité fonctionnelle, sensibilité à la pression, augmentation de volume par infiltration du muscle, facile à constater par la palpation (A. Wide).

soit dans les contractures survenant à la suite des paralysies. » (A. Wide, 333).

C'est pour guérir les troubles du système musculaire qu'il faut faire de la gymnastique pendant la période de convalescence après les fractures des membres. Quand on se borne à une prescription ordinaire, on est parfois déçu. On obtient la promesse évasive..., mais non la réalité, lorsque le blessé préfère la rente à la guérison des lésions post-fracturales.

D'autres blessés, trop zélés, commettent l'erreur de faire de la gymnastique à tort et à travers. Dans tous les cas, il faut de la méthode et de la mesure. « Les muscles malades ne doivent fournir un grand travail que d'une façon très progressive. Après chaque exercice, on donnera quelques minutes de repos [1]. » On a souvent de la peine à faire accepter un conseil aussi simple et aussi naturel.

C'est le point de départ qui divise les esprits prévenus et entrave une pratique salutaire. Cependant, M. J. Schreiber a pu l'écrire : « Le principe, d'où Ling est parti, est reconnu exact par tous les médecins qui s'occupent de ces questions ; et les brillants résultats obtenus par ce traitement prouvent surabondamment la justesse de sa théorie. Jusqu'ici tout est extrêmement clair et simple.

» Pourquoi donc, ajoute M. J. Schreiber, avoir

1. J. Schreiber. *Traité pratique du massage et de la gymnastique médicale.* Paris, 1884 ; p. 90.

introduit une systématisation si compliquée et une nomenclature[1] aussi artificielle, dont le seul résultat est, sinon d'éloigner les spécialistes, du moins d'empêcher presque absolument la vulgarisation de la méthode ?

» Ling admet, en effet, pour tous les mouvements cinq principales *positions initiales* : debout, assis, couché, à genoux, suspendu. — Leur combinaison produit des positions binaires, ternaires, quaternaires. Par exemple, la station debout peut être modifiée : 1° par la position des pieds : réunie, écartée, etc. ; 2° par celle des bras : au repos, élevés, écartés, etc. ; 3° par celle du tronc : droit, incliné, tourné ; 4° par l'emploi des différents accessoires : station appuyée, soutenue, sur des marches, etc. — En énumérant la première et la quatrième catégorie, on a : 1° des combinaisons binaires de la station : station en extension à gauche avec appui à droite, par exemple ; 2° des combinaisons ternaires : station appuyée à droite, en extension à gauche, etc., etc.[2] Il en est de même pour les autres combinaisons.

---

1. Il faut reconnaître que la nomenclature n'est qu'un détail de la forme ; elle ne présume pas le fond de la méthode. — Beaucoup de praticiens l'ignorent, ou s'en passent ; et ils tombent dans d'inévitables confusions.

2. On peut donc arriver à des milliers de manières différentes ; et il ne s'agit encore que des *positions initiales*. Cette variabilité des attitudes est bien dans la gymnastique suédoise.

Ceux qui lui ont reproché la monotonie et l'uniformité, n'ont donc pas compris ce qui est vrai dans la méthode. Ils lui ont substitué un formalisme qui n'y est pas.

» Cette complication voulue devait favoriser le charlatanisme de quelques élèves,—jeter une défaveur sur la méthode, — et lui attirer des adversaires. » (J. Schreiber, p. 91).

Du Bois-Raymond dit à ce sujet : « On ne peut admettre sérieusement que Ling ait donné à son système une base scientifique. Il suffit de jeter un coup d'œil sur ses écrits pour reconnaître que c'était un sectateur [1] de cette déplorable philosophie naturelle qui, pendant un quart de siècle, tint la science allemande dans une infériorité honteuse, etc.,etc. »—Du Bois-Raymond va trop loin,objecte M. J. Schreiber, « et Ling aura eu le mérite de remettre en honneur un mode de traitement tombé dans l'oubli.

» Sa méthode a subi le sort des nouveautés ; attaquée avec force, elle est portée aux nues par ses adhérents [2]. »

---

1. Du Bois-Raymond est ce recteur de l'Université de Berlin qui n'a pas été sans mérite, mais qui a été surfait pendant une période de transition. Il a poussé son zèle déclamatoire pour le nouvel empire allemand de 1870 jusqu'à s'excuser de la consonance française de son nom dans la solennité d'une séance académique.

2. J. Schreiber, *ibidem ;* p. 91. Le même auteur autrichien participe ailleurs (p. 79) aux critiques de la forme : « Sous les noms de *Kynésithérapie, Kynésiatrique, Cinésiologie*, on a publié de gros ouvrages, qui, malgré tout leur mérite, effraient par leur étendue le médecin praticien, auquel ses occupations ne laissent pas le loisir nécessaire pour en prendre connaissance. — De même pour la *gymnastique suédoise* ; elle est *indispensable* au spécialiste orthopédiste ; mais sa nomenclature difficile et extrêmement compliquée éloigne le médecin.

» Je donnerai, ajoute M. J. Schreiber, une description sommaire

Dans tous les temps, il y a eu quelqu'un pour se plaindre de la décadence de la gymnastique. Il en était ainsi déjà pendant l'antiquité, autant qu'on peut en croire Philostraste, dont le *Traité de la gymnastique* a été retrouvé en 1844, et dont la traduction a été publiée à Paris (nov. 1858) par Ch. Daremberg. — « La gymnastique du temps de nos pères a connu des athlètes admirables et dignes de mémoire, quoique moins nombreux. Mais la gymnastique actuelle a tellement changé les habitudes des athlètes, qu'ils sont, pour la plupart, pris en aversion par les vrais amateurs des exercices gymnastiques.

» Il me semble convenable d'exposer les causes de cette décadence, de rassembler dans cet ouvrage, aussi bien en faveur de ceux qui enseignent la gymnastique que de ceux qui s'y livrent, tout ce que j'en sais et de défendre la nature qu'on a calomniée, parce que les athlètes d'aujourd'hui sont de beaucoup inférieurs à ceux du temps passé. La nature, en effet, produit des lions, qui ne sont pas plus lâches qu'autrefois ; les chiens, les chevaux, les taureaux n'ont pas dégénéré ; ce qui concerne les arbres va pour eux également à bien ; les vignes et les fruits du figuier sont encore tels qu'ils étaient jadis ; rien non plus n'est changé dans l'or, dans l'argent et dans les pierres : la nature

---

de la gymnastique suédoise ; mais je puis assurer le praticien qu'il appliquera la thérapeutique mécanique avec un grand succès, sans apprendre aucune des expressions barbares qu'elle renferme. »

fait tout pousser comme au temps de nos ancêtres, et de la manière déterminée. Pour les qualités, qui jadis distinguaient les athlètes, la nature n'est pas trouvée en défaut ; car elle produit encore des athlètes pleins d'ardeur, de beauté et de sagacité ; or ces dons-là viennent de la nature. Mais l'absence d'une saine direction dans les exercices et d'une application soutenue avec vigueur a oté à la nature sa propre puissance. J'exposerai comment cela s'est produit. »

Philostrate explique, en effet, la part des nécessités de la guerre ; il insiste sur l'influence néfaste de la complaisance et il reproche à la médecine du temps d'avoir donné de désastreux conseils, surtout au point de vue d'alimentation, contre laquelle il proteste longuement [1].

---

1. Parmi les anciens athlètes, « quelques-uns prirent part aux concours pendant huit olympiades, d'autres pendant neuf ; et ils étaient habiles dans le maniement des armes pesantes. Ils se battaient à qui deviendrait maître d'une forteresse, et ne se montraient pas inférieurs dans ces espèces de combats ; ils étaient jugés dignes du prix de vaillance et de trophées ; ils faisaient de la guerre un exercice pour la gymnastique, et de la gymnastique un exercice pour la guerre.

» Maintenant que tout cela a changé et qu'au lieu de se battre on ne fait plus de campagnes, qu'au lieu d'être actif on est paresseux, qu'au lieu de se montrer énergique on est amolli, et que la gloutonnerie sicilienne a pris le dessus, le stade s'est énervé, et bien davantage encore depuis que la complaisance s'est introduite dans la gymnastique.

» Ce fut la médecine qui usa la première de complaisance, en offrant comme conseiller un art utile, il est vrai, mais trop efféminé pour convenir à des athlètes ; en enseignant encore la paresse ; en introduisant l'habitude de rester assis avant les exercices, tout remplis d'aliments, comme des ballots de Lybie ou d'Égypte ; en

L'auteur grec prend le ton d'une indignation véhémente, lorsqu'il dénonce des intrigues et des marchandages, qui prouvent que la vénalité n'est pas d'invention moderne dans les concours. On y voit même la mauvaise foi mise publiquement en face des serments les plus sacrés. L'appât du lucre et l'orgueil de la victoire sont devenus les agents de la corruption des gymnastes grecs à la fin de la période de l'antiquité [1].

amenant des cuisiniers et des marmitons facétieux, qui rendent les athlètes friands et donnent un ventre creux, (c'est-à-dire qui excitent la faim)..... » (Philostrate.)

1. « Vivre ainsi efféminé dans les délices est déjà un régime excitant et qui pousse aux plaisirs de Vénus. Les athlètes commencent aussi à violer les lois qui regardent l'argent, à vendre et à acheter la victoire. En effet, les uns vendent leur propre gloire, parce qu'ils ont, je pense, beaucoup de besoins ; les autres achètent une victoire facile, parce qu'ils mènent une vie efféminée. Les lois menacent de leur colère, comme sacrilège, celui qui viole ou qui gâte un objet d'or ou d'argent consacré aux dieux, tandis qu'on donne (à des gens qui ne valent guère mieux) les couronnes d'Apollon ou de Neptune, couronnes pour lesquelles les dieux eux-mêmes soutinrent des luttes terribles. On n'a plus de honte ni pour vendre ni pour acheter, excepté à Elée, où l'olivier sacré conserve sans profanation son antique gloire. Il n'en est pas ainsi pour les autres concours ; j'en citerai un exemple entre plusieurs. Un garçon remporta une victoire complète à la lutte dans les jeux isthmiques après avoir promis à son adversaire 3.000 drachmes pour qu'il le laissât vaincre. Lors donc qu'ils arrivèrent le lendemain au gymnase, l'un d'eux demanda l'argent ; l'autre dit qu'il ne devait rien, puisqu'il avait vaincu contre le gré *(malgré la résistance)* de celui qui réclamait l'argent. La dispute ne recevant pas de conclusion, ils en vinrent au serment. Quand ils entrèrent dans le temple de l'Isthme, celui qui avait vendu la victoire jura en public qu'il avait vendu le combat du dieu ; car, disait-il, on lui avait promis 3.000 drachmes. Il avouait cela d'une voix claire et non obscure. Si de telles choses sont si bien avérées, si elles se produisent devant témoins, elles sont aussi d'autant plus sacrilèges et d'autant plus blâmables ! Il jura par la

Les récriminations sur l'insuffisance de la gymnastique sont de tous les temps. — En 1806, le roi Frédéric VI, de Danemark, fit voyager Nachtegall. En 1830, il envoya le premier lieutenant Von Irminger ; et il voulut qu'ils lui fissent des rapports sur l'état de l'enseignement de la gymnastique, de l'escrime et de la natation à l'étranger. — Partout il fut trouvé inférieur à celui du Danemark. Dans un de ces rapports, il est dit à peu près : « On parle beaucoup de l'utilité de cette discipline, mais on fait très peu de chose pour elle[1]. »

Ailleurs, M. J. Schreiber le remarque, « la gymnastique médicale ne diffère pas essentiellement de la gymnastique ordinaire, ou gymnastique hygiénique ; car une grande partie des exercices qu'elle prescrit appartient aussi à la gymnastique de chambre et des gymnases[2]...

---

déesse Jaso, et le fit sous les yeux de toute la Grèce ! Que ne se passerait-il donc pas en Ionie et à Olympie à la honte du siècle ? — Je n'absous pas plus les gymnastes que les athlètes pour une telle corruption : les gymnastes arrivent aux exercices avec de l'argent ; ils prêtent aux athlètes à des intérêts plus forts que n'en payent les marchands qui traversent la mer. Loin de se soucier de la gloire des athlètes, ils sont eux-mêmes leurs conseillers pour la vente et pour l'achat, ne songeant qu'à leur gain particulier. — Voilà ce que j'avais à dire contre les gymnastes qui se font marchands, car ils vendent les bonnes qualités des athlètes pour garantir leurs propres intérêts. » (Philostrate. *De la Gymnastique*, trad. Ch. Daremberg ; Paris, nov. 1858 ; pp. 77-79.)

1. Carl Euler. *Matériaux relatifs à l'Histoire de la Gymnastique.* Paris, Bruxelles, Leipzig et Livourne, 1870 ; p. 13.

2. « La seule différence, dit M. J. Schreiber, est que la gymnastique ordinaire a pour but d'agir sur l'ensemble de l'organisme, de fortifier la santé, l'intelligence et l'énergie de l'individu, d'augmenter la force musculaire, de donner une bonne attitude, de rendre

» La gymnastique médicale cherche à isoler les différents mouvements et à exclure le concours des muscles et des groupes musculaires non malades [1]. Ce qui est particulier, c'est que l'isolement des muscles à traiter y est obtenu d'une façon plus parfaite, grâce à une méthode toute nouvelle due à Ling, son-

les mouvements vifs et adroits et de donner de la beauté aux formes. — La *gymnastique médicale*, au contraire, a pour but d'agir sur les différents organes du corps isolément, de ramener à l'état normal les parties malades, d'activer les fonctions affaiblies des muscles, des nerfs, des glandes et de combattre les troubles de la circulation, de la respiration et de la chaleur animale. — Dans certaines maladies, anémie, chlorose, scrofule, les gymnastiques médicale et hygiénique ont une destination presque identique. » (J. Schreiber ; pp. 79-80.) — Toutes ces dissertations ne sont que des subtilités. — Il en est de même pour certaines substances, qui sont des poisons ou des aliments, selon l'âge et selon les circonstances.

La valeur du praticien repose sur son discernement et sur sa dextérité, en gymnastique comme en chirurgie.

M. Faure l'a dit, dans sa conférence de La Malou : « La thérapeutique éducatrice du mouvement est si voisine de l'éducation physique en général, qu'à chaque instant les méthodes se confondent. En Suède, toute la gymnastique est si bien réglée, si précise, a un but si physiologique, qu'elle réunit de la façon la plus complète et la plus heureuse tous les moyens de prévenir ou de guérir les déformations motrices, et tous les moyens d'assurer, de conserver, de développer ces mêmes fonctions. Et c'est là précisément la double tâche de l'éducateur et du médecin. Aussi ne peut-il y avoir de bon éducateur physique qui ne soit quelque peu médecin, ou du moins physiologiste ; pas plus qu'il ne peut y avoir de bon médecin d'éducation motrice, qui ne connaisse aussi les sports et ne soit quelque peu capable de les enseigner. » (Maurice Faure. *L'éducation du mouvement*. La Malou, septembre 1903 ; p. 6.)

1. « Elle doit, en outre, étudier les conditions anatomiques et physiologiques, ce qui n'est pas nécessaire dans la gymnastique hygiénique, où il s'agit toujours d'effets généraux. » (J. Schreiber ; p. 80.) — Cette seconde affirmation est actuellement contestée par tous les hommes compétents.

fondateur, et reposant sur une base anatomo-physiologique. Cette méthode consiste en ce que le malade ne fait pas les exercices seul. Le médecin, ou, sous sa direction, un aide, un gymnaste, oppose une résistance aux mouvements du malade. Comme l'enseigne la physiologie, la réaction acide du muscle augmente notablement, quand on en empêche la contraction par une charge. La réaction acide, probablement d'acide lactique, est la réaction du muscle en travail. — Ling l'ignorait, de même que Priessnitz n'avait aucune idée de l'action physiologique de l'hydrothermothérapie ; mais tous deux avaient deviné la vérité avec un instinct remarquable.

» Par la méthode de Ling, la contraction des antagonistes, qui se produit dans tout mouvement, est supprimée par l'intervention du gymnaste. » (J. Schreiber). Tel est le principe fondamental ; et il ne faut pas se laisser arrêter à la difficulté de retenir quelques mots nouveaux : ils ont leur raison d'être pour exprimer plusieurs notions fondamentales.

» Ling est l'inventeur des mouvements doublés ou synergiques, *duplicirt*. — Il y a deux genres de mouvements synergiques ; tous s'exécutent, — soit avec résistance du malade, ils sont alors appelés semi-passifs, — soit avec résistance d'un gymnaste, ils sont appelés semi-actifs [1].

1. Un exemple permettra de comprendre mieux ces définitions. Quand on plie l'avant-bras, celui-ci serait jeté violemment contre le bras par la contraction des fléchisseurs, (muscles antérieurs du

» Le mouvement synergique semi-actif est celui que le malade exécute contre une légère opposition de la main du gymnaste ; tandis que le mouvement synergique semi-passif est celui que le gymnaste exécute sur le malade contre la légère opposition de celui-ci. Les deux individus ou organismes agissent donc ensemble et d'accord au profit de l'un d'eux, qui est le malade.

» Il est facile de prévoir qu'on pourra de cette manière produire deux genres d'excitation musculaire, qu'on est convenu d'appeler *contraction concentrique* et *contraction excentrique*, selon que l'insertion et le point de départ du muscle se rapprochent ou s'éloignent [1]. »

Le système de Ling attache une grande importance, dans les exercices musculaires, — aux

---

bras,) si les extenseurs de l'avant-bras (muscles postérieurs du bras), ne réglaient pas le mouvement, en se contractant aussi de leur côté. — Pour obtenir l'isolation du mouvement sur les muscles fléchisseurs de l'avant-bras, il suffit de donner une résistance suffisamment forte du côté de l'avant-bras, quand il va se plier ; et, de cette manière, les extenseurs restent complètement au repos. (R. Schenström. (*Réflexions sur l'éducation physique et les mouvements corporels.* Paris, 1880 ; p. 11.) Ce mouvement est un mouvement synergique, ou doublé semi-actif, puisqu'il y a résistance d'un gymnaste.

Si, au contraire, nous supposons, par exemple, un mouvement de flexion de l'avant-bras sur le bras, exécuté par le gymnaste, tandis que le malade s'efforce de s'opposer au mouvement communiqué, nous obtenons un mouvement doublé ou synergique semi-passif. (Léon Mac-Auliffe. *La thérapeutique physique d'autrefois.* Paris, 1904 ; p. 353.)

1. H. L. Meding. *De la gymnastique médicale suédoise ; système Ling.* Paris. 1862 ; p. 7-8.

positions d'entrée : commencing positions, ausgangs tellungen, — et aux *positions finales,* — qui doivent marquer le commencement et la fin des mouvements gymnastiques.

Pour Ling et ses élèves, ces mouvements sont limités par le temps, la direction et l'étendue. — La détermination de ces trois éléments constitue le mouvement gymnastique [1].

Le chemin à parcourir entre la position initiale et la position finale forme, par la coopération du malade et du gymnaste, le mouvement synergique, qui doit s'exécuter d'après un certain rythme.

Le mouvement doit être : — lent et léger au commencement, — plus fort constamment vers le milieu et pendant les trois quarts de sa durée, — et lent et léger vers la fin, à quelques exceptions près. — La résultante du mouvement est le produit de la masse par la vitesse.

La force à employer ne doit jamais aller jusqu'à produire, même le plus léger tremblement, ou une vacillation quelconque [2]. C'est ce qu'il y a de plus

1. « Il faut voir, dans l'enseignement gymnastique suédois, avec quel respect de la technique, avec quel soin minutieux de l'exécution, est conçu et ordonné le mouvement médical. Ce qu'on demande au médecin, ce n'est pas, comme en France, la prescription, l'ordonnance, qu'on exécutera ensuite loin de sa surveillance et n'importe comment. C'est le mouvement lui-même que le malade vient demander au médecin, sachant que la vertu curative n'est pas dans le geste, mais dans la main de celui qui l'exécute. » (Maurice Faure : *L'éducation du mouvement.* Conférence de La Malou, septembre 1903 ; p. 9.)

2. Léon Mac-Auliffe, *ibidem*, p. 354. Plus un membre est petit, plus le mouvement peut et doit être accéléré ; plus un membre est

difficile à faire comprendre en France. M. Fernand Lagrange l'a expliqué catégoriquement : « L'étiquette de gymnastique, appliquée au traitement par le mouvement, a créé les plus fâcheux malentendus dans l'esprit des médecins français ; car, c'est assurément l'idée d'exercice violent, inséparable, chez nous, du mot gymnastique, qui a fait rejeter *a priori* un mode de traitement pourtant si rationnel [1] ».

M. H. Grollier, de Lyon, insiste à son tour sur cette sorte de prévention. « Dans votre esprit, le terme de gymnastique soulève d'emblée des objections d'une importance énorme [2]. Immédiatement, c'est la *synergie d'effort*, que nous entrevoyons, avec ses contractions musculaires violentes, ses modifications intenses de la pression sanguine, de la circulation, de la respiration, de l'innervation, avec, par conséquent, ses contre-indications et ses inconvénients nombreux dans la presque totalité des cas. — Aussi, dans ces cas, où les effets de l'exercice seraient incontestablement très utiles,

grand, ou plus une partie du corps contient d'organes essentiels, plus le mouvement doit être lent.

1. Fernand Lagrange. *Les mouvements méthodiques et la mécanothérapie.* Paris, 1899.

2. H. Grollier. Le traitement par les mouvements méthodiques. *Lyon médical.* Lyon, 25 septembre 1904.

« En France, la gymnastique est restée trop athlétique, et la médecine est restée trop attachée au laboratoire et à la chaire. La gymnastique éducatrice ne doit pas viser à former des acrobates, mais des hommes ; et la médecine a d'autres buts que de neutraliser des virus par des toxines. » (Maurice Faure. *L'éducation du mouvement.* Conférence à La Malou, septembre 1903 ; p. 6.)

mais où il importe d'autre part d'en éviter les inconvénients, arrive-t-il, le plus souvent, que le médecin, renonçant à la solution du problème, proscrit absolument toute espèce d'exercice, faute d'en pouvoir trouver un, qui soit assez modéré.

» Mais il y a une différence capitale entre la gymnastique suédoise, méthode essentiellement analytique et la gymnastique française, dont les procédés sont, au contraire, des procédés de synthèse, qu'il s'agisse de la gymnastique d'attitudes aussi bien que de la gymnastique avec appareils. »
Cette façon d'opposer la méthode suédoise aux appréciations des Français n'est que trop exacte [1].

1. Cependant M. H. Grollier se sert d'une expression qui dépasse un peu l'exactitude ; il n'existe pas de gymnastique française à proprement parler ; il n'y a pas de méthode française de gymnastique ; mais il y a en France, un concept erroné, qu'il a judicieusement critiqué. — Ces erreurs de plusieurs modernes ne feront cependant jamais oublier qu'il y a eu, en France, des gymnastes de grand mérite, le colonel Amoros et beaucoup d'autres.

« La gymnastique française est, dit M. Grollier,en quelque sorte *une méthode d'athlétisme* applicable surtout à l'individu sain. La gymnastique suédoise, au contraire, constitue essentiellement *une méthode thérapeutique*.— Et ce qui différencie encore profondément les deux méthodes, en dehors des mouvements actifs totalement différents dans l'une et dans l'autre, c'est l'existence dans la gymnastique suédoise des mouvements passifs d'une part,et des diverses manipulations du massage d'autre part, — grâce auxquels il est possible d'obtenir d'excellents effets thérapeutiques,sans demander au malade aucun effort,si faible soit-il,et en réduisant au *minimum* les effets généraux du mouvement.

» Or la mécanothérapie (moderne) procède de la gymnastique suédoise. Leurs principes sont identiques. Elles ne diffèrent l'une de l'autre que par le mode d'application de ces principes ; et la méthode de Zander n'est, en somme, qu'un perfectionnement de la méthode de Ling. — Elle peut se résumer en deux mots : *localiser l'exercice ; le doser.* » (H. Grollier).

Et le même auteur a bien fait de rappeler la notion admise en physiologie. — « Tout acte musculaire, instinctif ou réfléchi, représente une véritable synthèse de mouvements musculaires partiels, dont il est la résultante. Un muscle, le principal, accomplit la plus grande part du mouvement; les autres, accessoires, s'associent à lui, soit pour l'aider à vaincre la résistance, soit pour diriger son action, ou la corriger dans un certain sens. Ainsi se forment les *associations synergiques* [1].

» Mais si, pour n'importe quelle cause, un muscle ou un groupe musculaire se trouve momentanément placé dans un état d'incapacité, ou même simplement de moindre capacité fonctionnelle, immédiatement d'autres muscles restés sains rentrent en scène et s'efforcent de remplacer les premiers. Il s'établit des *suppléances*. Le mouvement s'exécute, mais par un mécanisme différent, par un moyen détourné, qui permet aux muscles lésés de rester au repos et qui, par là même, les soustrait à l'influence reconstituante de l'exercice.

» Par exemple, dans le cas d'atrophie du triceps fémoral consécutive à une arthrite du genou, il est possible de marcher sans se servir de ce muscle, à

1. Ainsi constituées, les associations synergiques sont *en harmonie avec la fonction du membre*. Il faut conserver exactement cette notion et ne jamais confondre l'état physiologique avec les *troubles pathologiques* (Guermonprez).

Il n'y a plus d'harmonie dans les fonctions du membre pendant la convalescence après les fractures des membres.

Il faut *revenir à cette harmonie* par les soins du traitement.

condition de tenir la jambe tendue et de la mouvoir tout d'une pièce. Et l'attention la plus soutenue du malade, sa meilleure bonne volonté seront impuissantes à faire participer le muscle au mouvement, si le travail qu'on lui demande, travail très considérable dans le cas particulier, est au-dessus de ses forces. Involontairement, le malade *trichera* en marchant ; il *suppléera* le muscle lésé par des muscles sains ; et la marche, qui semblerait, au premier abord, devoir être l'exercice de choix, puisqu'elle met naturellement en jeu les muscles du membre, sera incapable de le guérir [1]. Cela explique pourquoi les atrophies musculaires consécutives à une arthrite du genou sont parfois si persistantes, bien que les malades, parfaitement guéris de leur affection articulaire, aient, depuis plusieurs mois, repris leur train ordinaire de vie, marchant plusieurs heures par jour.

» Mais si on les soumet à des exercices méthodiques capables : 1° de mettre en jeu le triceps à l'exclusion des autres muscles ; 2° d'utiliser et de développer graduellement le *minimum* d'énergie, que peut avoir conservé le muscle, on voit en quelque semaines le muscle reprendre sa capacité fonctionnelle, sa grosseur et sa vigueur normales.

» On comprend combien est impérieuse la

1. En pareil cas, il y a des associations synergiques d'actions musculaires ; mais elles substituent *une compensation* à l'infirmité qui est curable quand on la soigne... Malheureusement c'est *par la compensation* que l'infirmité devient définitive (Guermonprez).

nécessité de pouvoir *localiser l'exercice* dans un groupe musculaire déterminé et aussi quelle importance il y a à pouvoir *le doser*[1]. »

La mécanothérapie fait sa part dans cette reconstitution rationnelle du mouvement; mais la gymnastique ne saurait y être supplantée. Et il n'est pas utile d'y ajouter de grands mots; il vaut mieux reconnaître que c'est dans la nature même de la situation, surtout pendant la période de convalescence des fractures.

Envisageant la question dans tout son ensemble, M. Pierre Coubertin a pu l'écrire : « L'assouplissement préalable est d'une nécessité absolue. Il n'y a rien à faire avec des êtres non dégrossis, dont les membres sont raides et les attitudes gauches. Le

1. H. Grollier. Le traitement par les mouvements méthodiques, *Lyon médical*; Lyon, 25 septembre 1904.

« Cette double obligation se retrouve d'ailleurs, non moins impérieusement nécessaire, si l'on se place au point de vue des effets généraux de l'exercice, précisément pour éviter les inconvénients de la *synergie d'effort*.

» Si rien n'est plus facile, en effet, même pour un sujet affaibli, que monter une marche d'escalier, par exemple, on sait quelle perturbation grave dans l'organisme tout entier, surtout dans la respiration et la circulation, peut entraîner l'ascension de plusieurs étages. Il importe essentiellement, chez un très grand nombre de malades, d'éviter que l'exercice ne produise des effets généraux très accentués, sous peine d'aggraver leur état; et l'on comprend quelles peuvent être, à ce sujet, les variabilités individuelles, quand on s'adresse à des convalescents, des vieillards, des neurasthéniques, des obèses, des cardiaques, etc.

» C'est précisément la facilité, avec laquelle la mécanothérapie obtient un fractionnement du travail, une atténuation de l'effort, qui en rend l'application possible, même à des malades et en fait *une véritable méthode thérapeutique* » (H. Grollier).

dégrossissement direct par le sport ou,pour employer une locution plus précise, par l'exercice appliqué, est long, fatigant et donne de médiocres résultats. Les instructeurs militaires ont fini par s'en apercevoir. — C'est le rôle de la gymnastique générale, qui a fait de si grands progrès depuis trente ans. Tout le monde l'admet maintenant [1]. »

Cependant le même auteur ne préconise pas une gymnastique banale : il en a un concept *utilitaire* «en dehors de toute préoccupation d'y exceller, ou de s'y classer ». Il a compris,qu'en France, il y a là un écueil, qui a souvent fait perdre la mesure ; et il proscrit avec soin toute tendance au championnat. « Quant au souci d'atteindre à l'excellence et quant au classement, à l'aide duquel on s'efforce d'y parvenir, il va de soi qu'introduits habituellement dans un programme.... de gymnastique utilitaire, ils pourraient y engendrer un surmenage dangereux [2]. » Il en est de même partout : c'est une notion de biologie qui domine toute la question. Quand on l'oublie,on fait une faute technique fondamentale.

C'est l'éternelle illusion de ceux qui confondent les sciences médicales avec les sciences mathématiques. Celles-ci sont des vérités immuables et

1. Pierre de Coubertin. *La gymnastique utilitaire, sauvetage, défense, locomotion.* Paris, 1905, avant-propos p. xj.

2. *Ibidem* p. xiij. C'est au professeur à retenir ce qui est nécessaire à l'entretien d'une salutaire émulation et à proscrire avec soin toute tendance au championnat (Pierre de Coubertin).

réductibles en formules. Celles-là reposent sur des principes ; mais les conditions contingentes en modifient sans cesse les applications pratiques. On ne le voit jamais mieux que pendant la convalescence des fractures des membres [1].

Chacun a sa façon d'interpréter ce qu'est la gymnastique rationnelle ; et chacun y obtient des succès par la façon suffisamment correcte d'ordonnancer les détails pratiques.

M. Henrik Kellgren (de Londres) a fait connaître comment il conçoit, pour sa part, le traitement gymnastique suédois. Il a publié tout un volume sur les éléments de ce qu'il appelle « son traitement manuel » [2]. M. Saquet (de Nantes),

1. M. P. de Coubertin se range parmi les éclectiques avec une diplomatie très distinguée. « Nous nous abstiendrons soigneusement, dit-il, de choisir entre les différentes écoles qui s'offrent à réaliser l'assouplissement préalable. Leurs homériques disputes ont probablement servi, en fin de compte, la cause du progrès. Mais elles n'ont qu'un intérêt relatif. Parmi les ensembles d'exercices préconisés ici et là, il en est de bons ; il en est de meilleurs ; il n'en est point d'absolument mauvais.

» En France, d'intéressants et récents travaux tendent à mettre au point l'éloge exalté des uns et la critique acerbe des autres ; il en est résulté un type de leçon, qui, s'inspirant d'un sage éclectisme, répond assez bien aux exigences souvent contradictoires de la physiologie et de la psychologie.

» Encore une fois, nous n'avons pas à prendre parti. La gymnastique utilitaire réclame des garçons assouplis. Elle n'a pas à déterminer par quelles méthodes on doit les lui préparer. » (*La gymnastique utilitaire, sauvetage, défense, locomotion*, Paris, 1905 ; avant-propos ; pp. xi et xij.)

Les praticiens doivent être moins diplomates ; il leur faut opiner dans le choix à faire.

2. *The elements of Kellgren's manual treatment*, par le docteur

en a donné une analyse, qui a toute une valeur d'indications[1].

La méthode de M. Henrik Kellgren « a pour base les principes de la gymnastique scientifique suédoise de Ling, dont elle est dérivée et qu'elle a perfectionnée sur plusieurs points.... Il est évident que la gymnastique médicale de Ling, bonne dans son ensemble, peut être perfectionnée en beaucoup de points. La tâche la plus ardue a été pour l'inventeur ; car la science médicale n'était pas fixée ; et c'est à peine si, de nos jours, on ose en prévoir le moment. Il y avait donc place pour une évolution de la gymnastique médicale et MM. Henrik Kellgren et Cyriax[2] en donnent un vaillant essai sanctionné par la pratique ». Et M. Saquet les en loue, comme on doit le faire à l'égard de tout chercheur de bonne foi. Il fait la comparaison avec le livre de M. Arvid Kellgren, frère de l'auteur[3], et il trouve que les explications sont bonnes et

---

F. Cyriax, médecin-gymnaste diplomé de Stockholm ; London Jhon Balesons et Danielsson Ltd.

1. Saquet. *Archives générales françaises de thérapeutique physique*. Paris, 20 septembre 1904 ; pp. 252-253.

2. M. Cyriax critique, en maint endroit, le livre du professeur Wide, de l'institut orthopédique de Stockholm. Il lui fait un reproche de s'être écarté des principes de Ling. — C'est le renouvellement de cette éternelle querelle, qui fut celle des successeurs d'Alexandre-le-Grand.

3. Arvid Kellgren. *Technique du traitement manuel suédois, gymnastique médicale suédoise ;* trad. sur la 2e édit. anglaise par P. Garnault. Paris, 1895. Dès la première page de sa préface, l'auteur annonce qu'il décrit une méthode, qui est essentiellement celle qu'emploie son frère, le directeur Henrik Kellgren.

présentées d'une façon originale et d'une manière plus étendue que dans le précédent ouvrage. La méthode de Kellgren est surtout originale en ce sens qu'elle s'attaque à des maladies aiguës, alors que la gymnastique médicale classique s'occupe surtout des affections chroniques [1]. Il peut être objecté que toute maladie tend naturellement vers la guérison ; je l'accorde, dit M. Saquet ; mais les cas ne sont pas choisis et l'auteur paraît digne de créance.

Ce qui est le plus remarqué, ce sont les secousses et vibrations à la Kellgren. « La difficulté réside dans l'application de ces vibrations ; car si elles sont appliquées par une main non exercée, leur effet, souvent, n'est pas avantageux. Mais ce n'est pas là un fait qui puisse être invoqué contre leur emploi ou contre le traitement lui-même. Parmi les observations que j'ai ajoutées à ce livre, on rencontrera des cas d'inflammation aiguë, telle que diphtérie, amygdalite, parotidite, fractures récentes, etc., qui furent traitées immédiatement [2]. »

« Nous possédons, écrit M. Arvid Kellgren,

1. « Au début, ajoute M. Saquet, j'étais assez sceptique sur la cure de la pneumonie par les procédés de Kellgren, décrits dans le livre de son frère et même encore après avoir vu l'auteur, car je n'avais pas vu de tels cas en traitement. — Après la lecture des observations détaillées dans Cyriax, je pense autrement ; et avec Wretlind de Stockholm et plusieurs médecins étrangers, je crois la chose possible. » (p. 252.)

2. C'est écrit neuf ans avant l'analyse de M. Saquet. Arvid Kellgren. *Technique du traitement ;* Paris, 1895 ; p. 7.

dans les vibrations et les frictions nerveuses, une arme sûre, qui permet de combattre les affections aiguës. » — Toutefois, les praticiens ordinaires n'ont pas à se faire illusion. Le même auteur les avertit : « Je dois ajouter qu'un enseignement purement théorique n'apprendra jamais à qui que ce soit à exécuter les manipulations correctement. Pour être bien maître des mouvements, il faut plusieurs années de travail diligent, comme on peut en conclure du fait que le cours (complet) de Stockholm a été porté (de deux) à trois années. — De plus, il faut, pour ce traitement, une aptitude spéciale, que ne remplacera pas une longue pratique. Tel pourra apporter dans la pratique des opérations de l'élégance et de la dextérité de touche, tandis que d'autres pourront opérer des années sans réussir à l'acquérir. — En un mot, ce traitement est tel, que l'on ne saurait l'appliquer tout en s'occupant des autres parties de la médecine. On doit s'y livrer exclusivement ou l'abandonner. »

Qu'on se donne entièrement à ce qu'on fait, c'est toujours une supériorité ; et on comprend que la méthode Kellgren soit très estimée en Angleterre, à Londres particulièrement, et qu'elle mérite d'être étudiée (Saquet).

Toutefois il y a un écueil de ce zèle, qui absorbe toute la valeur utilisable de la vie : c'est l'exclusivisme. Il faut s'en garder. — Faute d'avoir observé cette sage mesure, on commet l'injustice de méconnaître les mérites des autres méthodes. MM. Arvid et Henrik Kellgren sont tombés dans cette erreur, de même que M. Saquet, de Nantes, et plusieurs autres, aux dépens de la mécanothérapie [1].

Il a été écrit d'importants ouvrages sur les formes et sur les variétés de gymnastique, qui ne sont que des retours méthodiques et rationnels à la fonction physiologique du membre.

---

1. M. Saquet résume comme suit ce que pensent des machines MM. Kellgren, comme la généralité des Suédois. — 1° Les machines s'adaptent insuffisamment aux différences de taille et de volume des divers patients. — 2° Elles ne peuvent suivre les variations quotidiennes et individuelles de chaque sujet. — 3° Elles ne peuvent exciter le malade à faire mieux. — 4° Elles ne peuvent par elles-mêmes régler le mode physiologique du mouvement. — 5° Elles ne peuvent empêcher le sujet de faire un mouvement actif, au lieu d'un passif. — 6° Elles permettent une quantité infinie de positions de départ et ne peuvent exciter qu'une quantité limitée de mouvements ; il faut, en effet, une machine par mouvement. — 7° Elles ne peuvent administrer un exercice quotidien, qui détermine de la douleur ; car le sujet, même involontairement, adoptera des moyens de s'y soustraire par une position défectueuse, ou même une action musculaire fautive. — 8° Quelques exercices ne peuvent, en aucune manière, être reproduits par des machines. La main, guidée par le cerveau, est souvent le seul agent possible de mouvement : aucune machine n'a pu donner jusqu'ici correctement le mouvement *estomac exercise*, ni la friction des nerfs du bras ; et aucune machine n'y arrivera. — 9° Elles ne peuvent observer les aggravations ou les nouveaux symptômes indiquant des complications, etc., et alors agir en conséquence. — 10° Elles ne peuvent faire de traction et l'adapter selon chaque sujet. — 11° Pour les vibrations délicates sur l'œil et sur le ventre, aucune machine ne vaut et ne vaudra la main.

Cette énumération, qui semble faire le procès de la mécanothérapie, indique quelques contre-indications signalées plus haut ; elle prouve combien il est nécessaire de se préserver de la routine ; et elle démontre (n° 7), par quel argument la mécanothérapie ne doit jamais être douloureuse.

Aux dénominations de gymnastique allemande et de gymnastique suédoise, l'usage substitue le plus souvent celui de gymnastique de chambre, parce que les mouvements en sont réalisables partout, même au dehors des grands espaces et sans le secours des agrès.

Les ouvrages spéciaux en précisent les utiles et nombreux détails ; mais il n'est pas toujours nécessaire de recourir aux gymnastes spécialistes. Les chirurgiens avisés ne s'en désintéressent pas.

Pour les fractures du membre supérieur, M. L. Delorme « ne dédaigne pas, pendant les premières séances, en variant les exercices, les maniements, les soulèvements d'objets, d'assurer les mouvements de flexion, d'extension, d'abduction, de rotation... Les articulations étant déraidies, le membre fracturé commence à fonctionner ; et il fonctionne chaque jour d'une manière continue sous la surveillance » de M. Delorme lui-même [1]. — Il n'est pas douteux que la manière personnelle de s'y intéresser soit une part importante des motifs de succès du chirurgien.

M. Guermonprez ne cesse de le dire [2] et de le démontrer.

1. *Société de chirurgie ;* Paris, 21 mars 1900, p. 327.

2. M. Georges Demenij ne se fait pas illusion, lorsqu'il écrit à l'usage des médecins et chirurgiens modernes.

Son livre, intitulé *mécanisme et éducation des mouvements* (Paris, 1904), présente la forme la plus sévèrement scientifique ; il s'adresse donc au public restreint des techniciens de la spécialité. « Ces études, dit-il, sont encore peu comprises du public. Elles sont trop

Les exercices les plus accessibles aux convalescents sont ceux qui reproduisent la gymnastique scolaire et la gymnastique militaire. — Quelques autres ont pour moyen la tension et le relâchement alternatifs, d'une corde en caoutchouc, soit en prenant simplement point d'appui sur deux poignées, soit en la fixant au préalable à quelque muraille, avec ou sans poulies accessoires.

La gymnastique médicale, dite suédoise, organise en quelque sorte la mesure et les progrès des mouvements actifs, en les faisant effectuer lentement et en nombres déterminés sans aucun appareil. — Une autre manière place le patient sur

---

positives pour posséder l'attrait du merveilleux et de l'extraordinaire. — *L'habitude, et avec elle la faculté de raisonner, se perd.* — On préfère les livres faciles, qui ne demandent aucun effort. L'amour de la forme remplace les qualités du fond. — *On oublie* souvent *qu'un livre est fait pour y apprendre quelque chose* et non seulement pour charmer.

» Les travaux sur les mouvements ne peuvent prétendre à satisfaire les esprits superficiels.

» Aussi ceux qui s'y adonnent doivent-ils fatalement subir un isolement momentané, isolement fort pénible à supporter, s'il n'était adouci par la conviction et l'espérance de faire œuvre utile. » (Georges Demenij, prof. à l'Ecole militaire de Joinville-le-Pont. — *Avant-propos. ij.*)

C'est bien exact. — Aussi faut-il laisser les routiniers se croire spirituels,... ils critiquent les travailleurs, tout en continuant à rechercher la fortune, non la vérité scientifique.

L'idéal scientifique est bien plus élevé : « *La vérité vaut bien que l'on s'engage pour elle et qu'on se compromette.* » (Ollé-Laprune.) — Qu'importent les mesquineries des contemporains arrivistes ? L'honneur scientifique est assez haut placé pour avoir le dédain des intrigues et le mépris des impatiences. — Il y aura toujours assez de bassesses pour flatter les erreurs d'une opinion, — qui est *par nature* d'une incessante versatilité.

des appareils qui mobilisent un contrepoids, ou un balancier, dont l'importance et le bras de levier sont réglés méthodiquement. C'est la base de la méthode de Zander et des méthodes similaires.

Il ne faut pas les confondre avec une autre forme de mécanothérapie, qui, dans les mêmes établissements de gymnastique médicale, poursuit un but différent, celui de la mobilisation des articulations par des mouvements passifs. On l'a vu plus haut. Dans ce dernier cas, le tronc ou les membres sont assujettis à un appareil adapté aux indications spéciales de l'arthropathie à guérir. L'étendue des mouvements est réglée par des contrepoids ; la vitesse est déterminée par un moteur ; la durée de la séance est indiquée par un sablier. On déclanche, et aussitôt l'entraînement déterminé par le moteur produit automatiquement l'assouplissement des arthropathies ; la séance bien menée ne doit produire ni douleur, ni fatigue exagérée.

Dans plusieurs appareils, il se rencontre une habile combinaison de mouvements, qui sont vraiment passifs, puisqu'ils sont communiqués par la machine, et d'autres mouvements réellement actifs, puisqu'ils sont accomplis par le patient lui-même, soit pour conserver son équilibre, soit pour tout autre acte de mouvement physiologique.

L'un des trois hôpitaux corporatifs d'Allemagne, acculés par les nécessités de la législation moderne sur les accidents du travail, est allé encore plus loin. Il a organisé des séries d'appareils de mécanothérapie qui effectuent les mouvements les plus professionnels. On commence par les mouvements passifs, puis on impose les mouvements actifs aux convalescents de fractures, dès qu'ils sont en situation de supporter cet entraînement directement utilitaire.

Ce qui est toujours le plus efficace, c'est le véritable et sincère travail professionnel. Il achève la guérison des amyotrophies, mieux encore que celle des arthropathies, même après les blessures graves et devenues anciennes. — Pour ménager les transitions, il est naturel de commencer par les travaux les moins pénibles et les moins dangereux et de faire temporairement des journées incomplètes. — Mais on se heurte trop souvent aux habiletés, aux ruses et aux obstinations des plaideurs, qui préfèrent demeurer infirmes que subir la diminution de leurs rentes.

On ne peut que regretter les exigences formalistes de la législation nouvelle : elle ne veut pas connaître l'adage : *natura non facit saltus.* La transition n'est pas admise par la légalité entre le repos complet, auquel ont droit les blessés..... et le travail, qui doit être intégral dès le jour même d'une décision légalement organisée.

Le capitaine-commandant Lefebure le dit pour un autre motif : « Il importe de faire exécuter des exercices, qui aient plutôt la tendance de *favoriser le travail de la nature*, que celle de l'entraver.

» C'est encore pendant cette période, qu'il importe surtout de *ne pas confondre l'exercice avec l'effort :* le premier donne la vigueur ; le second n'est qu'un moyen de mesurer l'étendue de la vigueur acquise.

» *L'exercice* est physiologique. *L'effort* est anti-physiologique lorsqu'il sert de base à un système d'éducation physique... surtout pendant une période de faiblesse.

» Un *exercice* modéré fortifie le corps. — Un *exercice* violent poussé jusqu'à la fatigue l'affaiblit. — *L'effort* répété détruit l'organisme. » (p. 135.)

On a peu signalé les avantages de l'hydrothérapie thermale pour augmenter l'efficacité des exercices de gymnastique, soit sous la forme de douches, soit plus communément sous celle de bains prolongés tièdes, soit dans l'eau, soit dans un liquide boueux. — Les eaux chlorurées fortes, les eaux-mères et les eaux sulfureuses ont été les plus employées, conjointement avec les bains de mer chauds.

Ce n'est pas le lieu d'indiquer les modes fantaisistes de diverses balnéations, ni des frictions et embrocations bizarres : on peut les tenir pour des souvenirs négligeables d'un passé, qui ne doit pas être imité.

Mieux faut insister sur le meilleur mode de

gymnastique de chambre pour le membre inférieur : c'est la marche.

A propos d'ankylose, on peut souvent reprendre le reproche de M. Bazy. On a tort de s'acharner après une articulation qui souffre, à la poursuivre à coups de vésicatoires, de pointes de feu, sans s'apercevoir qu'on court après une chimère... parce que, s'adressant à l'article, on néglige de s'occuper de l'organe, ou des organes les plus importants dans l'espèce, c'est-à-dire des muscles. [1] »

Et il faut commencer par refaire leur éducation. C'est plus tard seulement qu'on restitue leur fonction utile, qui est celle du membre.

Dans les cas de consolidation retardée, tous les appareils ambulatoires sont de nature à rendre service ; mais les plus utiles sont ceux qui ménagent la facilité des frictions et donnent la ressource d'une adaptation toujours possible, malgré les changements intervenus dans la configuration du membre. A ce titre on remarquera (page 618) les attelles en bois chantourné, telles qu'elles sont décrites par M. Paul Bourlet [2], et par M. Corentin Bouché [3].

Dans tous les cas, on s'efforcera de tenir le plus

1. Bazy, *Progrès médical ;* Paris, 1889 ; n° 12.

2. *Déambulation dans le traitement des pseudarthroses de la jambe ;* thèse, Paris, 1898.

3. *Contribution à l'étude du traitement des fractures non consolidées ;* thèse, Paris, 1898.

grand compte de l'état général du sujet. On lui fera suivre, au besoin, une hygiène et un traitement général appropriés, sans s'attacher exclusivement à l'emploi des phosphates de chaux, ou de la thyroïdine, dont l'usage, même prolongé, n'a pas fourni les résultats annoncés ailleurs.

C'est par les exercices de gymnastique que la convalescence sera menée à bonne fin, pourvu que l'organisation soit d'une méthode rationnelle.

Ling avait pris pour devise *le développement harmonique des organes du corps humain.* Il voulait faire de cette proposition le principe même de l'éducation de la jeunesse et du peuple.

De sérieuses études d'anatomie et de physiologie lui avaient appris que la nutrition et le développement d'un groupe musculaire dépend des mouvements actifs, auxquels on le soumet. Il voulut créer et créa la gymnastique scientifique [1]. C'est là un

---

1. Léon Mac-Auliffe. *La thérapeutique physique d'autrefois.* Paris, 1904, pp. 352, 353.

Le professeur Anders Wide de Stockholm a pu l'écrire sans emphase : « L'héritage laissé par Pierre Henri Ling à ses compatriotes dans sa *méthode de gymnastique* a porté ses fruits ; le monde scientifique a rendu hommage aux œuvres du maître et à sa patrie, en adoptant le terme de *gymnastique suédoise* pour cette méthode. » (*Traité de gymnastique médicale suédoise*, Paris et Genève ; 1898 ; préface ; p. IX.)

En France, on rencontre actuellement la contre-partie de ce lyrisme.

Un professeur de gymnastique de la ville de Paris l'a écrit dans sa thèse de doctorat en médecine : « J'aurais pu, comme bien d'autres, suivre aveuglément ces dieux, qui pensent régénérer la science gymnastique à l'aide d'éléments rapportés d'un tranquille

mérite, qui ne supplante nullement celui de chacun de ses précurseurs.

Il fallait bien résoudre le principe avant de réaliser l'exécution ; et il est dans l'ordre naturel de l'évolution de chacune des branches des sciences naturelles, de tenir compte de l'observation pure et simple des faits, avant de prétendre réglementer un ordre méthodique.

L'empirisme précède nécessairement la détermination d'une formule scientifique. Un long espace de temps sépare les acquisitions primitives d'avec les expressions d'un enseignement didactique.

Ce n'est point le parti pris, qui réussira jamais à faire prévaloir la gymnastique rationnelle sur les habitudes prises et conservées comme des « situations acquises », d'autres disent des « droits acquis ». Il faut des faits bien établis, qui permettent de tirer une conclusion ferme.

Le capitaine-commandant Lefebure cite le fait suivant : « A la suite de très vives polémiques concernant la valeur de la barre fixe, du trapèze, des anneaux, etc., pour le développement normal de la jeunesse et sa préparation aux devoirs patriotiques, les Suisses résolurent de trancher la question pratiquement.

---

et beau pays du Nord. Je ne l'ai pas voulu. » (Emile Bocquilion, *Etude expérimentale et comparée de l'action des différentes méthodes d'éducation physique sur le développement corporel et sur le développement de la force musculaire.* Thèse de Paris, 13 juillet 1905 ; p. 8.)

De pareilles différences d'attitude ne changent rien à la sérénité de l'histoire.

» Ils formèrent, dans une compagnie de l'armée, un peloton choisi de 46 conscrits rompus à la gymnastique empirique ; et ils les soumirent aux mêmes travaux que les conscrits quelconques, qui formaient les autres pelotons de cette même compagnie. — Au début de l'instruction, tout sembla aller fort bien et à l'avantage des gymnastes, qui étaient plus alertes, plus adroits que leurs camarades de la campagne, non rompus aux rétablissements, à la planche et à la sirène. — Bientôt, grâce à une gymnastique rationnelle et assouplissante, l'équilibre se déplaça en faveur des seconds (les campagnards.) — Et les moniteurs de gymnastique, malgré un amour-propre, que l'on comprendra aisément, durent s'avouer vaincus......, surtout pour l'endurance à la marche et à la course, ainsi que pour la résistance à supporter le poids du havresac et du fusil.

» Le *Schweizerrischer Monatsschrift für office* enregistre (octobre 1892) cette intéressante expérience et conclut : la gymnastique aux appareils avait tout gâté ! [1] »

Pierre-Henri Ling est né le 15 novembre 1776 à Ljunga, en Smaland (Suède) [2]. En 1804, il était donc âgé de 28 ans. Tout en suivant l'Université

1. *Das Turnen verdarb aber alles.* — Capitaine-commandant Lefebure. *L'éducation physique en Suède.* Bruxelles, Paris, 1903 ; p. 129.

2. Pehr Henrik Ling fréquenta le collège de Wexiœ ; puis il étudia la théologie à l'Université d'Upsala. Ensuite, il fit plusieurs voyages en Danemark, en Allemagne, en France et en Angleterre.

de Copenhague, « il fréquentait les salles d'escrime, que deux émigrés français y avaient établies au commencement du XIXe siècle [1]. » M. J. Schreiber, qui donne ce renseignement, ajoute que l'escrime avait guéri Ling d'une douleur rhumatismale du bras [2]. Il paraît donc certain qu'avant de concevoir et de définir la gymnastique rationnelle, Ling a été l'élève de deux émigrés français. Il semble que ce fut même, pour ce futur fondateur de la gymnastique suédoise, un argument *ad hominem* afin de le conduire, à travers les notions rationnelles de la physiologie, jusqu'à la conséquence la plus salutaire, celle qui fait le soulagement, ou la guérison des infirmes. Ainsi l'origine indirecte de gymnastique suédoise remonte à deux Français.

Le plus célèbre des élèves de Ling a été Gabriel Branting, qui a succédé à Ling dans la direction de l'institut royal et central de Stockholm [3] ; mais,

1. J. Schreiber. *Traité pratique du massage et de la gymnastique médicale.* Paris, 1884 ; p. 7. M. J. Schreiber est un ancien privat-docent de l'Université de Vienne, devenu directeur de l'établissement *Alpenheim*, à Ausséa en Styrie.

2. D'autres ont attribué cette impotence fonctionnelle du bras à une blessure. On a même parlé d'une blessure de guerre.

3. A cette époque, l'institut central de Stockholm consistait en cinq bâtiments comprenant les divisions suivantes : — 1° salle d'instruction théorique ; — 2° amphithéâtre d'anatomie ; — 3° bibliothèque et musée d'anatomie ; — 4° salle de gymnastique pédagogique et médicale ; — 5° salle d'armes ; — 6° manège pour la voltige ; — 7° logements du directeur et des deux sous-directeurs. — Deux cours spacieuses, un petit jardin et une galerie pour le tir au pistolet complétaient l'établissement.

C'est Branting qui a fait l'éducation technique de N. Dally, et celui-ci en témoigne dans sa *Cinésiologie ou science du mouvement...* etc. Paris, 1857 ; p. 275-276.

pour les modernes, il vaut mieux indiquer l'enseignement donné par T. J. Hartelius [1]. C'est le guide de tous les médecins gymnastes, qui sortent diplômés de l'institut central de Stockholm.

Il ne faut pas se faire illusion : et les traducteurs en langue française l'ont constaté : « L'acclimatation de la cinésithérapie est fort pénible en France..... » Depuis quelques années, un mouvement se produit en faveur des exercices corporels. « On admet déjà leur utilité et leur importance pour fortifier la santé et améliorer la race. De là à admettre qu'ils peuvent servir à rétablir la santé et à dissiper certains troubles de la nutrition, il n'y a qu'un pas [2]... »

« Aux railleurs et aux sceptiques, nous dirons avec le vénérable professeur Hartélius : essayez et vous jugerez. Essayez et vous vous rendrez compte qu'on peut doser le mouvement comme on dose un

1. Le livre de T. J. Hartelius a atteint trois éditions en Suède, 1870, 1883, 1892 ; il a été traduit, non seulement en français, mais aussi en allemand ; ce qui prouve la compétence et aussi l'importance de l'opinion de l'auteur.

2. Emile Fick et Ch. Vuillemin. — « Nous nous estimerons bien récompensés, ajoutent ces traducteurs, si nous pouvons contribuer à le franchir, en cherchant à vulgariser les principes et les ressources de la gymnastique médicale suédoise » (avertissement).

Traitement des maladies par la gymnastique suédoise, par T. J. Hartelius, professeur à l'institut central de gymnastique de Stockholm ; traduction française de la 3e et dernière édition suédoise par Emile Fick, lieutenant de l'armée suédoise, et Charles Vuillemin, médecin-major de 1re classe à l'Ecole normale militaire de gymnastique et d'escrime de Joinville-le-Pont. Paris, 1899. — La première édition française est datée du 10 décembre 1893.

remède et qu'il est même plus facile de localiser un mouvement qu'un médicament. — Aussi, en publiant la traduction d'une méthode thérapeutique mal connue en France, nous avons une conviction : *primo non nocere;* et nous caressons une espérance : *être utile*[1]. »

Cependant, par certains côtés, la gymnastique est comparable à la musique : la théorie n'est point le principal et l'enseignement didactique ne pourra jamais supplanter la formation pratique. Il en résulte une part très personnelle dans l'action de celui qui enseigne et dans la diffusion des écrits devenus les échos et presque les témoins de cet enseignement. — Ainsi s'explique la publication à Stockholm, en mai 1896, du *traité* de M. Anders Wide, directeur de l'institut orthopédique de l'Etat à Stockholm[2].— Lui-même en donne l'explication : Avant la mort de Ling (1839), l'État avait fondé à Stockholm deux institutions : l'institut central de gymnastique (1813), où enseigne M. T. J. Hartelius ; et l'institut de gymnastique orthopédique, dont la direction appartient à M. Anders Wide. C'est par ces deux institutions très distinctes, mais nullement discordantes, que la gymnastique

1. Avertissement des traducteurs ; pp. 2-3.

2. Professeur Anders Wide, directeur de l'institut orthopédique de l'Etat à Stockholm. *Traité de gymnastique médicale suédoise*, traduit, annoté et augmenté de plusieurs chapitres par M. Bourcart, privat-docent à l'Université de Genève, avec préface par Fernand Lagrange. Paris, Genève, 1898.

médicale de Ling a atteint son principal[1] développement.

Pour propager cette méthode manuelle, il a fallu des écrits. Les plus connus sont ceux d'Hermann Satherberg et de T. J. Hartelius. — Chaque année, de nouvelles idées se font jour dans la médecine ; et il est nécessaire que le médecin gymnaste pratiquant ne les ignore pas, s'il ne veut rester en arrière dans la progression continuelle de la science.

C'est pour donner aux gymnastes et aux étudiants en médecine un complément aux connaissances qu'ils auront acquises ailleurs, que M. Anders Wide a écrit son traité[2]. Pour compléter cette étude, dit-il, j'ai ajouté quelques mots sur le massage et l'orthopédie. En effet, l'association du massage

---

1. Le mot est de M. Wide ; et il l'explique.

Zander (1857) et ses élèves, par leurs études et par leurs ouvrages sur la gymnastique médico-mécanique, firent atteindre à leur méthode un développement scientifique plus considérable que celui de la gymnastique manuelle. Celle-ci en profita aussitôt parce que les deux systèmes sont basés sur les mêmes principes. (Anders Wide.)

En 1861, le major Thure-Brandt, dont le nom était universellement réputé, introduisit la gymnastique médicale comme une branche importante de la gynécologie. Ce fut admis définitivement en 1887.

2. Les étudiants en médecine ont déjà compris, observe M. A. Wide, l'intérêt qu'ils avaient à connaître la gymnastique. Ils ont obtenu qu'elle soit officiellement enseignée aux Universités de Stockholm et d'Upsala.

Beaucoup de médecins étrangers sont venus à Stockholm pour étudier les deux instituts. Nous, médecins suédois, dit M. G. Zander, pourrons rendre, par notre gymnastique, ce que nous avons reçu de l'étranger dans d'autres branches de la médecine.

à la gymnastique est nécessaire dans bien des cas, surtout dans les maladies des articulations.

Il est du reste presque impossible d'établir une limite bien nette entre la gymnastique et le massage. (A. Wide.) Et ce rapprochement n'est pas sans inconvénients : on se contente parfois d'un mot suffisamment accrédité, aux dépens des soins de principale importance.

On ne peut pas reprocher à la gymnastique de se laisser oublier. Le *Congrès Olympique de Bruxelles* de 1905 a émis le vœu : « — de voir annexer à l'enseignement des Facultés de médecine un cours de gymnastique médicale, qui serait donné sous forme de cliniques, — de voir créer dans les hôpitaux un service spécial de gymnastique médicale. — La gymnastique médicale ne doit être appliquée dans la majorité des cas que par le médecin et sous sa direction[1]. »

Cependant il n'y a pas d'illusions à conserver ; et ce n'est pas la forme administrative qui supprimera les usages routiniers... M. le président du Congrès l'a dit suffisamment : il faut compter sur « tous ceux qui, s'élevant au-dessus des querelles théoriques et des étroitesses stériles de l'esprit sectaire, pensent tout simplement, qu'en ce qui concerne l'exercice physique, c'est à la fois la récréation la plus saine et l'école d'endurance et

1. *Congrès international de sport et d'éducation physique*. Bruxelles, du 9 au 14 juin 1905. Vœux de la troisième Commission : questions médicales et administratives.

d'énergie la plus efficace qui soit à notre portée [1]. »
— Le même auteur l'a écrit ailleurs : « Ce qui inciterait le plus sûrement à la pratique des exercices physiques, ce serait l'instinct sportif [2]....... L'instinct sportif pousse où il veut ; il est parfaitement douteux qu'on puisse le faire naître là où la nature n'en a point déposé le germe : cette tentative réussira par hasard et échouera la plupart du temps [3]...

» Voilà sérieusement ce qui fait défaut jusqu'ici : une base de conviction ! ou du moins de conviction suffisamment puissante pour vaincre les influences

---

1. Pierre de Coubertin. *Discours pour la remise des Diplômes olympiques*, à la séance solennelle du Congrès.

2. Pierre de Coubertin. *La gymnastique utilitaire, sauvetage, défense, locomotion ;* Paris, 1905, avant-propos... « Si tout adolescent était susceptible de posséder (l'instinct sportif), il suffirait à l'instructeur d'en encourager le développement et d'en réprimer les excès. Mais tel n'est pas le cas. »

3. « Cependant, ajoute le même auteur, la civilisation a reconnu l'utilité des exercices physiques *pour tous.* Que fera-t-elle afin d'amener celui qui est dépourvu d'instinct sportif à s'y adonner ? — Les rendra-t-elle obligatoires ? On paraît y tendre, mais très lentement. Au-delà des rudiments de la gymnastique scolaire, rien n'est prêt pour une semblable nouveauté. Si la chose advient, ce sera dans longtemps ! — Que vaut d'ailleurs une obligation, qui n'est pas appuyée sur une conviction ? » (Pierre de Coubertin.)

Ce n'est pas un enseignement théorique de Faculté, qui pourra jamais modifier l'indifférence du corps médical. Plusieurs sont convaincus : ceux-là ont vu. Qu'on laisse les autres tranquilles dans leur oisiveté !

Il est indispensable qu'il existe des cliniques de gymnastique médicale ; et ce serait les compromettre que de les encombrer par des étudiants dépourvus d'aptitudes. Qu'on soit préservé des *impedimenta* pour conserver l'intelligence, le zèle et la persévérance, qui conduisent aux heureux résultats !

adverses de l'intérêt ou de l'inertie... Ce n'est plus Minerve, déesse du calme et de la réflexion, qui règne sur le monde, c'est Mercure, dieu de l'activité, de la locomotion et du commerce [1]. »

M. Pierre de Coubertin ne nomme pas les chirurgiens, mais il indique suffisamment quelles sont les entraves apportées du dehors de la profession. « Les hygiénistes ont moins de chances, dit-il, de faire prévaloir leurs doctrines. La santé est, par excellence, le bien qu'il faut avoir perdu pour l'apprécier, tant il semble normal et durable. — Comment obtenir d'une jeunesse attelée à s'ouvrir, par un travail opiniâtre, des carrières fructueuses, qu'elle prélève sur le temps consacré à cette besogne, afin de se livrer à des exercices, dont l'indispensable régularité n'est pas pour atténuer le caractère déjà monotone?

» C'est une illusion de croire que, même en Suède, son berceau, — où d'ailleurs l'instinct sportif largement répandu vient seconder ses efforts, — la gymnastique scientifique compte d'innombrables disciples. En général, on recourt à elle pour guérir, après avoir reçu les premiers avertissements de la maladie; et c'est déjà bien beau qu'elle soit digne d'une telle confiance [2]. » C'est donc la gymnastique médicale qui est, en

1. L'expression est discrète; mais elle dévoile suffisamment la puissance de l'argent et la décadence de l'idéal.

2. Pierre de Coubertin. *La gymnastique utilitaire, sauvetage, défense, locomotion.* Paris, 1905; avant-propos, p. IV.

Suède, celle qui résiste le mieux au relâchement du zèle primitif.

En France, c'est presque le contraire, si l'on s'en rapporte aux apparences ; et le nom même de la gymnastique suédoise n'est pas toujours bien accueilli.

Il en est parfois de même du massage, qui est si voisin de la gymnastique médicale, du moins dans un grand nombre de ses pratiques [1]. — Il ne faut cependant pas trop s'en rapporter à ceux qui font le plus de bruit.

M. Just Lucas-Championnière a maintenu ses appréciations antérieures dans sa communication du 10 juillet 1905 à l'*Académie des Sciences de Paris* sur le traitement des fractures par le mouvement. « C'est en me basant sur ce principe que l'os, comme tous les éléments de l'organisme, a besoin du mouvement pour arriver au *maximum* de vitalité, qui est nécessaire à sa réparation, que j'ai été amené à substituer au traitement classique des fractures par l'immobilisation la méthode de la mobilisation et du massage précoces. Depuis vingt-cinq ans, j'ai soigné de la sorte un très grand nombre de fractures [2]... L'emploi du massage et de

1. Louis Lièvre. *Massage et masseurs*, avec une préface par P. Brouardel. Paris, sans date (1905), chap. IV ; p. 97.

2. « Sans entrer dans une énumération détaillée, je me bornerai à dire que sont justiciables de ce moyen : toutes les fractures des extrémités supérieure et inférieure de l'humérus : certaines fractures

la mobilisation précoces a pour principaux avantages de supprimer rapidement la douleur et d'abréger, dans une mesure considérable, la durée de la réparation. »

On l'a vu plus haut, il y a en France, plus d'un praticien pour s'attacher à la valeur réelle de ce qui guérit, sans s'arrêter aux entraves de la duperie des mots.

Et, quand il s'agit de fractures des membres, il y a des médecins, qui ne sont pas exempts de subir l'épreuve personnelle.

M. Paul Tassigny préconise les mouvements volontaires davantage que tout le reste. Il réduit au strict *minimum* le repos de la période du début : « Ce repos doit être le moindre possible. » (Just Lucas-Championnière). Et cela n'est pas seulement pour éviter les raideurs articulaires, mais aussi pour enrayer au plus tôt le processus atrophique (des muscles). C'est qu'en effet, le mouvement est, entre tous les moyens propres à rétablir la nutrition des muscles, *le plus simple, le plus facile à mettre en œuvre et le plus efficace.* « Nous ne méconnaissons pas, bien loin de là, dit encore

du corps de cet os ; toutes celles du coude, y compris celles de l'olécrâne ; beaucoup des fractures des deux os de l'avant bras ; les fractures des divers os de la main et du pied ; celles de la clavicule, de l'omoplate ; presque toutes celles du péroné, beaucoup de fractures bi-malléolaires, les fractures du genou, du col du fémur, enfin bon nombre de fractures du milieu de la diaphyse des os longs, jambe et bras. » (Just Lucas-Championnière, comptes rendus des journaux). — Ce sont bien les *fractures des membres* qui sont ainsi visées.

M. Paul Tassigny, l'importance de l'électrisation, ni du massage comme agents préventifs et curatifs de l'atrophie ; mais on nous permettra de faire remarquer que les *mouvements volontaires* constituent un stimulant de la nutrition plus physiologique, plus normal que ces moyens. L'influx cérébral doit bien valoir, à ce point de vue, le courant électrique ; et les contractions volontaires doivent favoriser les échanges au moins aussi puissamment que les manipulations du massage[1]. » — Cette considération du bon sens ne sera pas sans heurter quelques opinions contraires ; mais c'est encore une vérité, qui demeure en dehors et au-dessus de tout ce qui ressemble aux questions personnelles.

Le récit de M. Paul Tassigny ressemble à une improvisation davantage qu'à une discussion technique : mais elle repose sur un fait précis.

AUTO-OBSERVATION (PAUL TASSIGNY ; *thèse de Paris*, 1900 ; pp. 43-49). — Le 9 juin, étant à la campagne, je fis une chute dans les circonstances que voici : Je descendais en courant une pente gazonnée, lorsque sur le bord d'un chemin creux, dont le talus peut avoir $1^{m}50$ de hauteur, le pied me glissa, et je manquai mon saut ; ce fut, plutôt qu'un saut, une énorme enjambée qui porta tout le poids de la chute sur la seule jambe gauche. Je ressentis dans le genou une violente douleur, et m'affalai sur le chemin. Je passai là quelques instants plutôt désagréables, souffrant horriblement,

1. Paul Tassigny. *Contribution à l'étude clinique des amyotrophies paralytiques de cause articulaire*; thèse de Paris, 1900 ; p. 54.

et ne pouvant me relever. C'est seulement au bout d'une dizaine de minutes que, la douleur cédant un peu, je pus me mettre debout avec un bâton, et, presqu'à cloche-pied, regagner la maison, distante de quelque deux cents mètres. Il était trois heures, je me mis au lit, et examinai mon genou, que dans le premier moment j'avais bien cru luxé. Il n'y avait pas de déformation de la région, mais un endolorissement profond, surtout en arrière, dans le creux poplité. La pression provoquait une vive douleur, au niveau de l'insertion tibiale du ligament latéral interne : en somme je constatais les symptômes ordinaires d'une entorse au genou.

Comme je devais rentrer le soir à Paris, je me contentai d'appliquer des compresses froides pour combattre la douleur ; puis, l'heure venue, je me fis hisser en voiture, et j'effectuai mon voyage avec l'assistance d'un ami. Je souffris beaucoup, surtout durant les transbordements, et quand il s'agit, en définitive, de faire l'ascension de mes quatre étages. J'arrivai, épuisé, et me couchai. Mon genou, à ce moment, n'était pas notablement tuméfié. Je l'immobilisai tant bien que mal dans un pansement de fortune et m'endormis.

Le lendemain au réveil, on constata un épanchement assez abondant : une disparition des méplats du genou et un choc rotulien net; on remarqua, en outre, des mouvements de latéralité assez étendus. — A midi, le genou était globuleux, tendu, le choc difficile à obtenir, la jambe dans la demi-flexion. (Badigeonnage de teinture d'iode et application d'un pansement ouaté compressif comprenant le membre entier depuis les orteils jusqu'à la racine de la cuisse.)

Au bout de dix jours, un peu impatient, je défis

le bandage : l'épanchement était résorbé; et je crus pouvoir me lever pour m'étendre sur un canapé, après qu'un autre pansement ouaté eut été réappliqué ; mais ce second bandage fut moins parfait que le premier.

Je m'enhardis bientôt à me déplacer dans ma chambre, en m'aidant de deux chaises et sans appuyer mon pied ; puis, dans les premiers jours de juillet 1897, trois semaines par conséquent après l'accident, je me décidai à retourner à la campagne pour y parfaire ma guérison.

Je refis mon voyage, avec la précaution de maintenir la jambe toujours bandée, et de rester toujours armé de deux cannes, marchant péniblement et, bien entendu, le moins possible. J'arrivai très fatigué, souffrant de mon genou ; et, examinant celui-ci, je constatai le retour de l'épanchement. Navré, j'écrivis à l'ami des mauvais jours, le priant de m'apporter le secours de sa science chirurgicale, et en attendant, je m'appliquai *larga manu* plusieurs couches de teinture d'iode.

Le lendemain, j'étais de nouveau pourvu d'un appareil immobilisateur, sérieux, et, instruit par l'expérience, je pris la résolution, que je tins, de garder un repos rigoureux de vingt jours.

Ce délai écoulé, je levai mon pansement et trouvai un genou d'apparence normale, sans liquide, mais *naturellement* fort enraidi. Je remarquai, en outre, que le quadriceps était notablement atrophié. (Comme je ne pensais guère, à cette époque, devoir publier plus tard cette observation, en somme banale, je négligeai de prendre note des mensurations que je fis, ce jour-là, pour la première fois et que je répétai bien souvent par la suite).

Redoutant un nouveau retour de l'hydarthrose

si j'allais trop vite en besogne, je procédai avec une prudence extrême à la mobilisation de la jointure, commençant par de timides mouvements passifs de flexion et d'extension. — Puis, après quelques jours, l'article était un peu assoupli ; je repris mes deux cannes et m'essayai de nouveau à faire quelques pas. — Le soir même, l'épanchement était revenu.

L'ami chirurgical fut de nouveau mandé ; et ma jambe derechef emprisonnée dans un pansement ouaté compressif, fait d'une façon très soignée suivant la méthode de Delorme [1].

Au bout de trois semaines, je fis une nouvelle tentative de marche, cette fois à l'aide d'une béquille *(j'étais devenu un véritable infirme, incapable de me tenir debout)* : il y eut une nouvelle récidive. En outre, la raideur s'était accentuée, ainsi que l'atrophie musculaire.

Sur le conseil d'un de mes maîtres, je fis alors une copieuse application de pointes de feu, et continuai l'immobilisation et la compression, y ajoutant la faradisation du triceps...... Bref, les derniers mois de l'année 1897 se passèrent ainsi en alternatives d'immobilisation au lit pendant plusieurs semaines et de nouvelles tentatives de marche, régulièrement suivies, à bref délai, du retour de l'épanchement...... D'innombrables paquets d'ouate s'étaient succédé sur mon genou ; les pointes de feu

1. M. le médecin inspecteur E. Delorme a parfaitement enseigné la façon très soignée de faire l'application du pansement ouaté compressif ; mais il ne prétend pas supplanter la méthode, qui est celle d'Alph. Guérin...Il a le mérite, devenu rare, de bien faire comprendre que ce bandage difficile exige peu de science théorique mais beaucoup d'art clinique.

s'étaient multipliées ; *plus de six mois s'étaient écoulés, et je me trouvais dans le même état que le premier jour ;* — que dis-je ? dans un état plus grave, étant donnée la chronicité de l'affection. Je n'ai pas besoin de dire que mes réflexions étaient plus sombres, surtout que la « *chirurgie régulière* », comme l'appelle M. Just-Lucas-Championnière, *se déclarait à peu près impuissante à mon égard.*

Voici à peu près, en effet, ce que me disait, dans les premiers jours de janvier 1898, un éminent chirurgien des hôpitaux de Paris, à qui j'exposais ma situation : Vous guérirez, et avec un membre normal : tout se réduit donc à une question de durée. Pour le moment, rien à faire qu'à garder un repos absolu et à tenter ensuite de nouveau la marche. Si, au printemps, cette hydarthrose intermittente persiste, il faudra tenter une ponction, suivie d'une cure dans une station sulfureuse.

C'est alors que je fus adressé à M. le Dr Gautiez, de Paris, qui, avec une bonté et une sollicitude dont je ne saurais assez le remercier, voulut bien me faire bénéficier de sa grande compétence, en matière de pathologie articulaire. Voici ce qu'il constata : Atrophie considérable de la cuisse, portant surtout sur le triceps, littéralement fondu, mais aussi sur les adducteurs et les fléchisseurs ; impotence fonctionnelle absolue ; impossibilité de détacher le pied du plan du lit ; inaptitude à faire contracter le triceps à volonté : le muscle n'obéit pas ; diminution de la force d'adduction ; quant aux mouvements de flexion, ils sont très limités par suite de la raideur articulaire ; atrophie portant également sur les muscles de la jambe (je déplore ici de nouveau l'absence de mensurations, mais je puis affirmer que l'atrophie du mollet existait, évidente) ; troubles de nutrition du membre ; sécheresse de la peau ; épaississement des téguments, surtout péri-articulaires ; le pli cutané, fait au-devant du genou malade, a une épaisseur plus considérable que celui qu'on détermine du côté sain ; troubles vaso-moteurs ; état violacé à la peau sous l'influence de la température extérieure. Quand on fait l'exploration de l'articulation, on reconnaît que le genou a un aspect tuméfié, et cependant il n'y a pas d'épanchement pour le moment, mais une sorte d'empâtement des culs-de-sac, un épaississement de la synoviale. La rotule est très mobile latéralement, elle n'est plus appliquée contre les condyles. Le pied reposant sur une chaise, et la région poplitée portant à faux, on constate un léger degré de subluxation du tibia en arrière, subluxation que l'on corrige aisément avec la main passée sous le jarret, en imprimant au tibia un mouvement de glissement d'arrière en avant. En saisissant solidement la cuisse d'une main, la jambe de l'autre, on rend plus évidents ces mouvements anormaux antéro-postérieurs. Les mouvements de latéralité sont à peu près ce qu'ils étaient au début. Il n'y a pas de douleur, ni spontanément, ni pendant ces mouvements, ni à la pression, en aucun point. (J'étais à ce moment au repos depuis plusieurs jours).

L'état général est très bon. Le traitement institué fut d'abord une suppression absolue et immédiate de tout pansement. La jambe étant étendue horizontalement et le tibia maintenu avec la main en position normale, je devais, à tout instant de la journée, solliciter mon quadriceps à se contracter, essayer de le faire durcir. Je n'y parvins pas tout de suite ; mais, après quelques heures, j'obtenais des contractions, vite disparues d'ailleurs. Je dois dire que *cette tension, parfois inefficace de la volonté, ne laisse pas d'être un exercice des plus fatigants;* mais, tel était mon désir de guérir, que je m'y soumettais scrupuleusement.

Le matin du lendemain, ce n'est encore qu'*après quelques efforts infructueux*, que je parvins à réveiller la contractilité volontaire de mes muscles ; toutefois, à la fin de la journée, j'arrivais à raidir ma jambe au commandement. Seulement, indépendamment de la fatigue ressentie la veille, j'éprouvais quelques douleurs au niveau de l'articulation, qui était un peu chaude ; cette sensibilité siégeait plus particulièrement au niveau du ligamant latéral interne ; il me sembla, en outre, que l'épanchement se reproduisait.

Le nuit passée, le doute n'était plus permis, l'hydarthrose était revenue, abondante. M. Gautiez ne s'en inquiéta nullement ; il me fit seulement suspendre les mouvements pendant deux jours, durant lesquels je fis des applications d'eau blanche ; une rondelle d'emplâtre de Vigo fut appliquée sur l'insertion tibiale du ligament interne. L'épanchement se résorba aussi vite qu'il s'était produit et je repris mes exercices.

Pour le dire dès maintenant, à plusieurs reprises, au cours du traitement, soit à la suite d'excès de « *travail* », soit après des mouvements intempestifs, cette hydarthrose reparut avec points douloureux en dedans du tibia et sur les côtés du tendon rotulien. On ne s'en inquiéta pas davantage, et le même traitement en eut vite raison. — Aux contractions à vide, je ne tardai pas à substituer le soulèvement de poids d'abord minimes, un demi-kilogramme de grenaille de plomb, graduellement porté à un, puis deux kilogs. La jambe restait toujours étendue, je me contentais de soulever le poids au-dessus du plan horizontal, sans faire encore de mouvements de flexion, et en prenant toujours la précaution de corriger la subluxation du tibia avant de commencer à faire contracter le muscle, cela afin d'éviter le mouvement anormal de glissement, qu'il était facile de prendre sur le fait quand cette petite manœuvre préalable était omise. Concurremment, je faisais la nuit des applications de compresses imbibées d'eau de Salies de Béarn. Sous l'influence de ce traitement, en moins de quinze jours, je soulevais allégrement mes trois kilogrammes ; le membre reprenait sa vitalité ; le triceps obéissait parfaitement à la volonté.

Ensuite seulement j'abordai les mouvements de flexion et d'extension, d'abord à vide, puis en tirant sur des tubes de caoutchouc.

Enfin, trois semaines après le début du traitement, je commençai à marcher, d'abord à doses réfractées, quelques pas ; mais *en prenant soin que la jambe se fléchît sur la cuisse, comme à l'état normal, le pied « se déroulant » sur le sol, du talon à la pointe.* Grâce aux exercices préalables, mon assurance était tout autre que lors des tentatives de marche précédentes. L'épanchement articulaire ne se reproduisit pas, du moins dans les premiers jours. Bientôt, je faisais le tour de ma chambre, sans canne. Et, un mois après l'abandon de mon pansement compressif, je pouvais me risquer dehors, au bras d'un ami, pour aller me faire doucher le genou.

Mais bientôt survint un nouveau contre-temps : quand je commençai à marcher d'une façon un peu suivie, je constatais que mon pied gauche, le côté malade, se fatiguait très vite ; il finit même par devenir douloureux. M. Gautiez constata que la voûte plantaire était affaissée et me fit porter un coussin ouaté pour la maintenir. Je fis en outre de l'électrisation du long péronier, portai pour marcher des souliers convenablement cambrés ; et ces symptômes de « pied plat douloureux » ne tardèrent pas à disparaître.

Dès lors, chaque semaine fut marquée par un nouveau progrès, et je repris peu à peu la vie commune. Je continuais du reste mes exercices gymnastiques, pour récupérer mes muscles atrophiés : exercices de flexion et d'extension, et surtout de marche méthodique suivant les principes sus-énoncés. L'atrophie cédait progressivement : certes, la cuisse gauche était loin d'avoir le volume de l'autre, mais elle ne ressemblait déjà plus guère à ce qu'elle était avant le début du traitement. Le déplacement du genou en subluxation du tibia en arrière disparut complètement. Quant à l'épanchement, lorsque je m'étais trop fatigué, il se reproduisait le soir ; mais je n'y prenais plus garde ; je me contentais de modérer mes mouvements : il disparaissait ensuite en un ou deux jours. Les récidives se firent d'ailleurs de plus en plus rares à mesure que l'articulation se consolidait.

A deux reprises différentes, je m'entorsai de nouveau légèrement le genou gauche, lors des chutes que rendait facile mon peu d'assurance dans la marche : j'en fus quitte pour un peu de douleur, surtout au niveau du ligament latéral interne et de nouvelles hydarthroses ; mais je me gardai bien de m'immobiliser de nouveau, me contentant de quelques jours de repos relatif, avec applications résolutives.

La guérison progressive de l'atrophie ne subit point de temps d'arrêt appréciable ; et, pendant les vacances de 1898, je pouvais reprendre l'usage de la bicyclette. Je passai outre aux retours offensifs de l'épanchement, qui ne manquèrent pas de se produire à cette occasion, et je m'entraînai suffisamment pour qu'en 1899, j'ai pu, sans fatigue et sans manifestations articulaires, faire plus de 200 kilomètres dans la même journée. En 1900, il ne me reste plus, comme trace de mon accident, qu'un peu de gêne pour courir et d'énormes craquements dans les mouvements du genou.

On remarquera la probité sincère de l'auteur, qui précise les détails dont il a été l'acteur et témoin. Ce n'est pas sans peine et sans adresse, qu'il s'est délivré de cette ankylose du genou, qui succède si communément aux fractures du membre inférieur, du moins à plusieurs d'entre elles. Son exemple est salutaire.

Cependant, la thèse de M. Paul Tassigny ne peut suffire pour remonter un courant néfaste.

En France, on subit encore la déplorable influence de la discussion de 1879-1880 entre les ankylophiles et les ankylophobes, qui se sont succédés à la tribune de la *Société de Chirurgie de Paris.* Pour juger cette influence, il faut relire un passage de la véhémente philippique prononcée par A. Verneuil.

« Quant à la mobilisation préventive, pratique

favorite des ankylophobes, je la rejette sans hésitation comme inutile, impuissante ou nuisible.

» Elle est manifestement inutile dans le cas où l'ankylose n'a nulle tendance à se produire, superflue aussi lorsque la nature, à l'aide des muscles seuls, rétablit la mobilité suspendue ; inutile encore quand les obstacles : lésions musculaires, exsudats inflammatoires, périarticulaires, etc., ne sont pas modifiables par les actions mécaniques.

» Elle est impuissante chez certains sujets, dont les articulations se soudent quoi qu'on en fasse; pour certaines lésions, soit aiguës comme l'ostéite juxta-épiphysaire, les arthrites suppurées avec destruction du cartilage, quelques fractures articulaires avec ossification anormale et déplacement des fragments. Fort employée après la rupture des ankyloses, elle est encore impuissante contre le retour de la soudure osseuse. Même après la résection, elle ne parvient pas sûrement à empêcher la réunion des bouts osseux. Naturellement elle échoue lorsque, mise en usage tardivement, elle trouve les adhérences intra-articulaires trop solides et la résistance des os ou des ligaments invisibles. En pareil cas, les ankylophobes accusent le retard dans l'intervention. En agissant plus tôt, on aurait aisément surmonté des obstacles, je l'accorde; mais aurait-on pu les empêcher de se reproduire, voilà ce que je nie.

» Il y a d'ailleurs dans l'application de la mobilisation préventive une question d'opportunité assurément fort délicate. Nul ne conteste que le moyen ne soit parfois périlleux; aussi recommande-t-on de l'employer fort doucement et seulement alors qu'il ne présente pas de danger. Il en serait ainsi quand la douleur a disparu et que l'inflammation s'est dissipée ; mais, à cette époque, les brides, les adhérences, en un mot, les entraves au mouvement sont en voie de disparition spontanée, ou céderont à la mobilisation naturelle, ou seront si solides, qu'il faudra, pour la surmonter, non plus des actes modérés, mais l'emploi d'une force considérable.

» D'où cette alternative d'une action précoce qui serait dangereuse, ou d'une action tardive qui serait impuissante ; d'une action forte qui pourrait ramener les accidents, ou d'une action faible qui serait illusoire.

» Enfin la mobilisation artificielle peut être nuisible, dangereuse même. Je l'ai déjà dit au début, je n'y insiste pas; mais je prie mes collègues de rechercher dans leur mémoire les faits qui justifient mes craintes et mes reproches. Le moindre de ceux que j'adresse aux manœuvres en question est d'éterniser certaines arthropathies et de favoriser précisément les raideurs et les impotences des membres que les ankylophobes ont la prétention d'éviter.

» Il est probable qu'on cherchera à justifier la pratique que je condamne, en citant des autorités respectables et en exhibant des observations. J'en serais d'autant moins surpris, qu'à une époque j'ai cru à la mobilisation préventive. Je l'employais après certaines arthrites ; les mouvements revenaient et j'en faisais l'honneur à mon intervention sans m'apercevoir que ce mérite appartenait à la nature.

» La guérison avait été obtenue, non point à cause, mais en dépit de la mobilisation artificielle. Les méprises de ce genre ne sont pas très rares en thérapeutique.

» On rappellera Malgaigne, Bonnet et ses disciples ; à quoi je répondrai qu'à Lyon même on est bien revenu sur les idées du maître, et sur la prétention de reconstituer des articulations par les mouvements passifs. On voit encore à la vérité fonctionner dans les salles de l'Hôtel-Dieu les nombreuses machines mobilisatrices imaginées par l'illustre auteur du *Traité des maladies articulaires*, mais on les fait agir avec prudence, douceur et lenteur, sans cette fougue et cette force que j'ai vu de mes yeux Bonnet lui-même déployer à Paris.

» On confie aux malades eux-mêmes le maniement de ces engins, garantie sûre contre l'emploi d'une violence capable de ramener la douleur et l'inflammation. A ceux qui croiraient encore les chirurgiens de Lyon enthousiastes comme autrefois, je conseille la lecture du dernier travail de M. Ollier sur *la résection du coude dans les cas d'ankylose* [1].

1. *Revue mensuelle de médecine et de chirurgie.* Paris, 1878 ; pp. 401, 816.

» On verra en maints passages ce que notre collègue pense de la mobilisation artificielle préventive.

» Depuis de longues années, un autre chirurgien lyonnais fort distingué, M. Desgranges, notre collègue aussi, s'est élevé contre la mobilisation forcée des jointures dans les arthrites.

» En ce qui concerne les observations, j'engage ceux qui les fourniraient à ne pas trop se hâter de les publier. La mobilisation artificielle, en effet, donne souvent des résultats favorables, mais qui ne se maintiennent pas. Je prendrai presque au hasard, dans mon ancienne pratique, un cas qui m'a beaucoup instruit [1]. »

Et A. Verneuil a gaspillé son talent à torturer son récit pour en tirer un argument et pour accréditer son erreur.

Avec d'autres partisans de l'immobilité par système, il a joui d'un important crédit ; et tous ensemble ils ont favorisé la tendance naturelle à la temporisation ; et il en est résulté, pour la masse des médecins français, un état d'opinion très différent de celui de tous les autres pays.

Il est encore difficile de faire admettre en France que le mouvement est une puissante ressource pour la thérapeutique. « C'est que l'introduction de la gymnastique médicale, dans notre pays, ne pouvait pas, — M. Fernand Lagrange l'a écrit, —

1. *Société de chirurgie de Paris ;* séance du 4 juin 1879 ; *Bulletins et mémoires ;* pp. 504, 506.

se faire d'un seul coup et par un effort unique. Il y a si peu de temps que la notion exacte de la thérapeutique par le mouvement a pénétré chez nous.

» Il a fallu des efforts répétés et longtemps soutenus pour faire accepter, par le grand public et même par les médecins français, cette idée, déjà banale depuis de longues années chez tous les peuples voisins, que l'exercice musculaire ne produit pas seulement de bons effets hygiéniques, mais qu'il peut aussi donner des résultats curatifs [1].

» ... Que d'explications répétées n'a-t-il pas fallu pour faire cesser les malentendus à propos d'un traitement que, sur la foi de l'étiquette, on n'hésitait pas à qualifier *a priori* de barbare ! — Aujourd'hui... tout le monde a compris, qu'avec la gymnastique suédoise, on peut arriver à un dosage de l'effort musculaire, aussi rigoureux que la pesée des médicaments avec la balance. Et, du jour où a

1. Fernand Lagrange. Introduction et préface au *Traité de gymnastique médicale suédoise*, par A. Wide ; Paris, Genève, 1898.

« Public et médecins se défiaient, ajoute M. Fernand Lagrange, de la gymnastique appliquée à des malades ; et cette défiance provenait simplement d'une fausse interprétation d'un mot.

» Notre système de gymnastique française, — absolument différent du système suédois, — ne comporte que des mouvements violents et des mouvements musculaires intenses. Aussi, ne pouvait-on parler de l'emploi de la gymnastique dans les maladies du cœur, les affections de l'utérus, la forme dépressive de la neurasthénie, etc., sans provoquer un étonnement proche de l'indignation chez des praticiens qui connaissaient le danger des violentes secousses et du surmenage musculaire dans ces maladies. » (page XIV).

disparu cette crainte de dépasser le but thérapeutique, en employant une médication trop brutale, le principe de la gymnastique médicale a été accepté par tous les médecins. »

Cependant la notion vague et générale ne saurait être considérée comme suffisante ; et, en se plaçant sur le terrain international, le Congrès olympique de Bruxelles (9-14 juin 1905) a exprimé l'opinion des hommes compétents, parce qu'il a émis le vœu de voir annexer à l'enseignement des Facultés de médecine un cours de gymnastique médicale, qui serait donné sous forme de cliniques, de voir créer dans les hôpitaux un service spécial de gymnastique médicale [1].

1. Voir : Georges Demeny. *L'Éducation physique en Suède ; mission de 1891 ;* 2ᵉ édition ; Paris, 1904 ; pp. 87-89.

* *

Le traitement de la convalescence des fractures des membres a besoin de gymnastique rationnelle; mais on ne parviendra jamais à le faire comprendre à tous. M. Maurice Faure a osé le dire : « Beaucoup d'entre nous, qui n'ont jamais appris à distinguer un mouvement d'un autre mouvement, dont l'œil n'a pas subi cette éducation spéciale, qu'ont seuls les instructeurs d'hommes et *ceux que leur propre goût a poussés* à l'étude des sports, ne verront point quelles nuances multiples séparent le mouvement médical, exécuté par le *gymnaste compétent*, d'un mouvement identique, exécuté par celui que sa culture et son entraînement n'ont pas minutieusement préparé *à la compréhension et à l'exécution du geste qui guérit.* — Et toute la question est là cependant ; car il y a entre ces deux gestes la différence d'un succès et d'un échec thérapeutiques. »

Le même auteur se préoccupe plus spécialement des enfants et des adolescents : il compare la tâche de l'éducateur et celle du médecin : « L'entente de ces deux maîtres est indispensable, dit-il, parce qu'il faut unir la connaissance de la physiologie et l'intuition de la maladie qui appartiennent au médecin, à la précision technique que l'éducateur physique professionnel peut seul avoir. » Ainsi formulée l'indication est encore très loin de l'état actuel des esprits en France auprès des victimes des accidents du travail.

Quand on se place au-dessus des contingences des intérêts d'argent, on atteint la région sereine de la vérité scientifique ; et la fonction chirurgicale élève, à son tour, celle du gymnaste. — « Il faut voir, dans l'enseignement gymnastique suédois, avec quel respect de la technique, avec quel soin minutieux de l'exécution, est conçu et ordonné le mouvement médical. Ce qu'on demande au médecin, ce n'est pas, comme en France, la prescription, l'ordonnance qu'on exécutera ensuite loin de sa surveillance et n'importe comment. C'est le mouvement lui-même, que le malade vient demander au médecin, sachant que la vertu curative n'est pas dans le geste, mais dans la main de celui qui l'exécute [1]. »

M. Maurice Faure insiste sur cette action personnelle du chirurgien, qui s'en occupe. — « Il faut, dit-il, que le gymnaste médical se forme une intelligence motrice [2], qui perçoive des *nuances imperceptibles à d'autres ;* qu'il arrive, en quelque sorte, à prolonger sa sénsibilité musculaire dans le membre malade qu'il manie et à y percevoir, *par des signes inexprimables*, la résistance, la faute ou la fatigue [3].

» Et cette éducation du tact n'est pas la seule indispensable : il faut encore l'éducation du geste. Le gymnaste, qui donne le mouvement ou qui le démontre, doit l'exécuter avec une telle *précision*

1. Maurice Faure. *Conférence sur l'éducation par le mouvement.* La Malou, septembre 1903, p. 9.

Il est certain qu'en Suède, ce n'est pas la recette que l'on recherche ; c'est la valeur artistique, on peut presque dire personnelle, de la gymnastique médico-chirurgicale. — Cette manière d'en juger est l'un des motifs des succès obtenus. Le zèle personnel des chirurgiens, qui pratiquent eux-mêmes la gymnastique, est leur unique « *secret* ». Jamais on ne parviendra à le faire comprendre par des Français, qui prétendent enfermer toute la valeur d'une méthode dans l'étroite expression d'une formule.

2. Le mot est hardi ; mais, parmi ceux qui se prononcent avec l'autorité du *diplômé*, il en est peu, qui aient l'intelligence du mouvement.

On se perfectionne toute sa vie, pour discerner ce qu'il faut de mouvement et de repos pendant les phases si variées des états pathologiques (Guermonprez.)

3. « Ainsi le fleurettiste habile, *le chirurgien délicat*, ne sentent plus vraiment au bout de leurs doigts, mais prolongent leur tact jusqu'aux limites de l'instrument qu'ils manient et qui fait corps désormais avec leur personne. » (Maurice Faure. *Éducation par le mouvement*, p. 10).

de technique, de telles *délicatesses*, qu'il puisse, dans un mouvement unique en apparence, *trouver des nuances* applicables à chaque sujet. » M. Maurice Faure indique cependant que toutes les manœuvres de la gymnastique n'ont pas la même importance, ni les mêmes délicatesses [1].

Il insiste davantage sur ce qui est nouveau.

« La thérapeutique du mouvement est, selon lui, une branche de la médecine, qui commence à se spécialiser nettement et qui subit la même évolution que la chirurgie.

» L'histoire de leurs origines est d'ailleurs semblable. — Le premier chirurgien ne fut pas le médecin, mais le barbier, ou le rebouteur, possédant une certaine habileté manuelle et l'habitude clinique. — De même, les premiers qui conçurent et pratiquèrent la thérapeutique du mouvement ont été, non des médecins, mais des gymnastes et des masseurs.

» Et, de même que des médecins, et non des moindres, ont peu à peu absorbé la chirurgie, en la perfectionnant ; de même, des médecins revendiquent aujourd'hui la thérapeutique motrice et

---

1. « Selon la simplicité ou la complexité des cas qu'il faudra traiter, on aura recours à des techniques simples ou complexes, qui pourraient être confiées quelquefois à des gymnastes ordinaires, voire même à des machines, mais qui, le plus souvent, exigent l'intervention d'un médecin entraîné à pratiquer ces opérations.

» De même, dans l'exercice de la chirurgie, certaines interventions peuvent être confiées à des élèves ou à des aides ; mais la plupart exigent la main de l'ouvrier, ou même du maître. » (Maurice Faure).

l'enlèvent aux empiriques, par la supériorité de la culture et de la technique [1] »

M. Maurice Faure connaît les arthropathies post-fracturales [2] ; mais, pour sa pratique, ce sont des cas simples. « C'est dans ces cas que le massage, les mouvements passifs, rendent des services si grands, que même entre les mains de masseurs empiriques et de gymnastes d'occasion, les résultats thérapeutiques peuvent être très bons. Ce sont ces cas, que l'on peut aussi confier aux machines... Les machines sont inintelligentes, mais d'une habileté consommée ; c'est-à-dire que, dans les cas simples, où le désordre moteur est restreint, et où, par conséquent, l'indication du mouvement guérisseur est bien limitée, ces machines réussissent, en accomplissant exactement le mouvement prescrit et rien que celui-là. C'est pourquoi les accidents du travail fournissent le recrutement ordinaire des instituts de mécanothérapie... »

Il n'est pas possible de toucher à ces problèmes,

1. M. Maurice Faure fait donc entendre que, si les médecins d'aujourd'hui l'emportent, ils n'ont pas à compter sur le droit légal de leur diplôme. Ceux qui pratiquent cet art ont *le mérite* de la supériorité de la culture et de la technique. — La leçon est à retenir.

2. Pour cet auteur, l'intervention est élémentaire, pour les raideurs, les demi-immobilisations, qui succèdent aux traumatismes articulaires ou juxta-articulaires.

« S'il y a fracture, l'immobilisation, plus ou moins prolongée, dans un appareil rigide, est de règle. Cette immobilisation diminue la douleur, mais aussi les mouvements possibles ; et, lorsque le blessé sort de l'appareil, s'il est réduit à ses seules ressources, il ne peut recouvrer que fort lentement le jeu complet de son articulation. Ce sont des faits connus de tous. » (Maurice Faure, p. 11).

actuellement très controversés, sans heurter l'inertie du plus grand nombre, les intérêts et l'animadversion de plusieurs. M. Maurice Faure ne se laisse

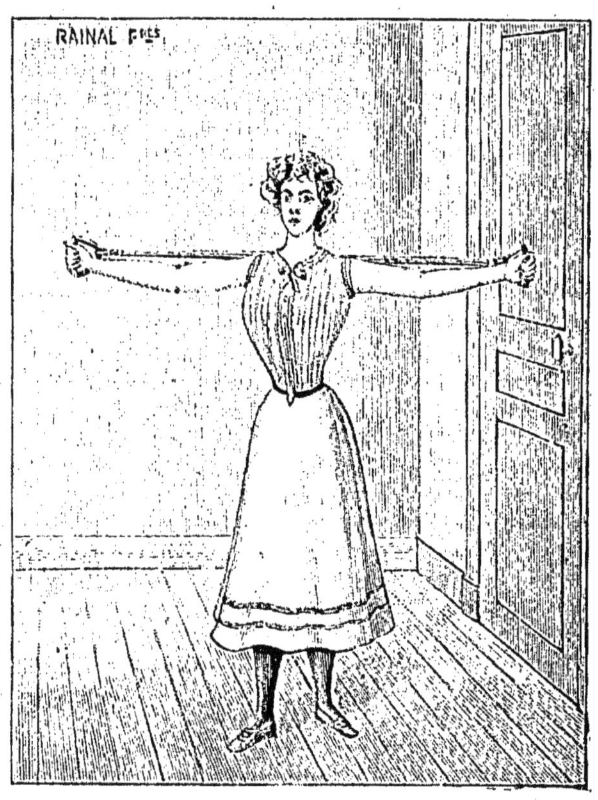

Figure 1. — Corde caoutchoutée passant transversalement derrière les deux épaules pour collaborer aux mouvements d'abduction des bras dans l'horizontalité.

pas arrêter ; et, en observant une argumentation impersonnelle, il le dit : « Suivant que le cas est plus ou moins difficile, *l'erreur ou l'insuffisance de technique* se traduit, soit par un résultat incomplet, soit par un échec, soit par un résultat contraire à celui que l'on avait cherché.

» Voilà pourquoi, si l'intervention de quiconque,

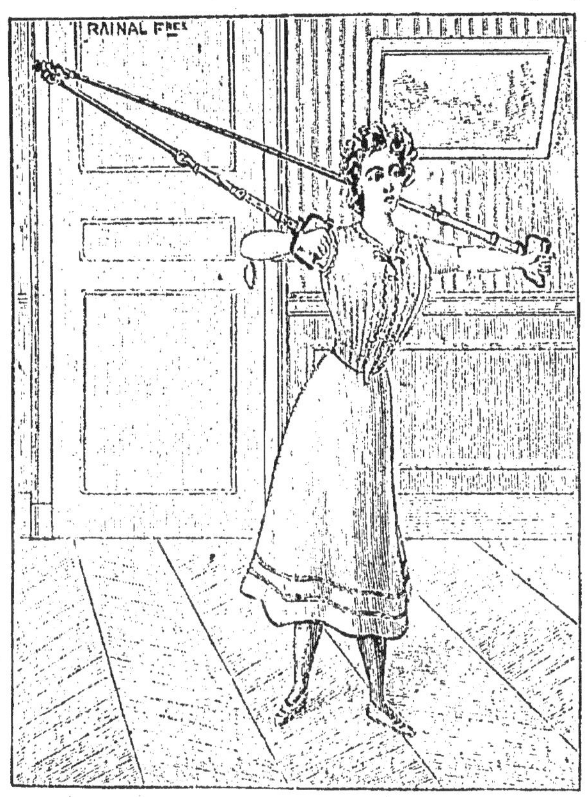

Figure 2. — Double corde en caoutchouc fixée à la muraille, pour le mouvement d'abduction des deux bras avec un peu d'élévation au-dessus de la ligne horizontale.

conduit et autorisé par le médecin, peut être permise dans certains cas, il en est d'autres, où, seule, l'intervention du médecin peut être acceptée, et d'autres encore, où le médecin ne suffit pas, et où il faut le spécialiste [1], comme, dans certaines opérations, le chirurgien.

» Le mouvement curateur n'a pas, en effet, en lui-même une action inévitable, comme le cachet ou la potion renfermant le médicament.— L'action du mouvement est subordonnée à celui qui le donne; c'est-à-dire que,suivant l'opérateur,le même mouvement peut être nul, excellent ou dangereux [2]. »

Il est donc avéré que la gymnastique est,comme tout autre mode de mouvement, une ressource, dont il n'est plus possible de se désintéresser.

Pour la situation particulière des convalescents des fractures des membres, il y a des conditions tellement variables, qu'elles défient toute description. On ne peut s'orienter, qu'à la condition de se rapprocher, autant que le permettent les circonstances, des notions acquises par la gymnastique éducative dans ses procédés les plus rationnels.

En effet, pour les membres, comme pour le reste, l'idéal sera toujours le retour aux fonctions

1. En préconisant *un spécialiste*, M. Maurice Faure heurte de front les praticiens, dont le diplôme donne le droit légal à toutes les spécialités. — Ils le disent si haut et si fort, qu'ils se laissent aller à dénigrer les confrères qui s'adonnent à la spécialité. — Les clients épouvantés se détournent des uns et des autres : ils préfèrent l'inconnu en dehors de la profession médicale...

Voilà comment il y a des médecins, qui se font les pourvoyeurs de l'exercice illégal de la médecine. Ce sont parfois les plus bruyants pour s'en plaindre !

2. Maurice Faure. *Conférence de l'éducation par le mouvement.* La Malou, septembre 1903 ; p. 12.

physiologiques, c'est-à-dire la restitution des mouvements normaux.

Pendant la convalescence des fractures des membres, il y a trop de chirurgiens et de gymnastes, qui se bornent à pratiquer les exercices des membres blessés. Ce sont des efforts utiles ; ils ne peuvent cependant pas être considérés comme des moyens suffisants.

Toujours il faut se préoccuper de tout l'ensemble et spécialement de la fonction de la racine du membre, c'est-à-dire de la portion du tronc qui est ainsi mise en cause.

Quand il s'agit des membres supérieurs, la gymnastique respiratoire fait partie intégrante du traitement du membre blessé.

Quand il s'agit des membres inférieurs, les exercices d'équilibre forment une base indispensable, surtout pour la correction de la position initiale.

Il faut donc commencer l'éducation du mouvement des membres thoraciques par la gymnastique respiratoire.

Sans contester la valeur des exercices d'assouplissement pour débuter, il vaut mieux, d'ordinaire, commencer chacune des séances par la manœuvre fondamentale, qui est la gymnastique respiratoire [1].

1. Pour M. Charles Vuillemin, la gymnastique rationnelle se divise en quatre parties : — 1° gymnastique respiratoire ; — 2° gymnastique d'assouplissement ; — 3° gymnastique athlétique,

On peut s'y attendre, les critiques repousseront avec dédain la part d'une fonction si éloignée de celle des membres, surtout lorsqu'il s'agit d'achever le traitement des fractures.

M. Ch. Vuillemin l'a cependant bien dit : « L'action directe de la gymnastique ne peut s'exercer que sur les organes soumis à la volonté, c'est-à-dire sur les muscles striés volontaires ; par eux, en provoquant des contractions et des mouvements, elle agit indirectement sur les différents appareils de notre organisme et sur la nutrition générale.

» Parmi les muscles soumis à l'influence de la volonté et que nous pouvons exercer à notre gré, il en est qui concourent à l'accomplissement d'une fonction importante entre toutes : ce sont les muscles qui se fixent sur la poitrine et qui assurent la respiration. *La volonté a une influence puissante sur la respiration* ; elle peut l'entraver, la suspendre un instant, mais elle ne peut l'arrêter ; enfin, ce qui est plus important à constater, *elle peut l'activer, l'amplifier*.

» Savoir utiliser toute la surface respiratoire des poumons, augmenter leur capacité vitale, exercer et fortifier l'élasticité du tissu pulmonaire, inspirer largement, profondément, et expirer fortement,

---

d'équilibre et de force ; — 4° gymnastique appliquée, proprement dite de vitesse, ou sportive, comprenant les exercices spéciaux et tous les sports. — La gymnastique médicale doit se ranger à cette répartition, en ce qu'elle attribue le premier rang à la gymnastique respiratoire.

c'est soulager le jeu du cœur ; c'est faciliter la circulation, c'est assurer l'épuration du sang et sa révivification ; c'est reculer les limites de la fatigue de l'essoufflement et du surmenage ; c'est augmenter la chaleur et la force ; c'est, en un mot, activer la nutrition de tous nos organes.

» Il faut donc, — avant tout et toujours, — cultiver la part de la volonté dans l'acte respiratoire. — *Apprendre à respirer, tel doit être le premier principe de la gymnastique* [1]. »

Dans un chapitre d'une précision remarquable, le même auteur l'explique : « Absorber vite beaucoup d'air pur et éliminer vite beaucoup d'acide carbonique, tel est le but de la gymnastique respiratoire [2]. »

1. Ch. Vuillemin. *Manuel de gymnastique rationnelle* à l'usage des enfants, des jeunes gens, des adultes, des vieillards et même des malades et des convalescents ; 2me tirage ; Paris, 1902 ; pp. 11 et 12.

M. Maurice Faure a tenu à peu près le même langage. « Beaucoup d'enfants, d'adolescents et même d'adultes, n'ont jamais su respirer : les uns, parce que, depuis leur enfance, ils ont eu les fosses nasales obstruées ; les autres, parceque, pour quelque raison que ce soit, ils ont négligé d'utiliser les mouvements de leur thorax. Chez tous, l'amplitude de la cage thoracique est considérablement diminuée par rapport au volume total du corps, et les mouvements respiratoires sont restreints.

» Par des exercices appropriés, et qui ont été soigneusement réglés dans l'enseignement de l'école de Stockholm, on aboutit, en peu de temps, à l'utilisation plus complète, plus habile, de l'appareil respiratoire. Et, après quelque temps, cet appareil lui-même augmente de force, de dimensions et de rendement. » (Conférence sur *l'éducation du mouvement* ; La Malou, septembre 1903 ; pp. 12, 13.)

2. En un langage pittoresque, M. Charles Vuillemin l'explique : « Il faut s'assurer que le foyer générateur de la chaleur fonctionne

Pour y réussir, il faut prendre pour bases les conditions à remplir. — A l'encontre de ceux qui ont la prétention de réformer l'ordre naturel, il est indispensable de s'y astreindre exactement, de s'en rapprocher autant que possible et d'en rechercher les détails exacts, comme on doit s'efforcer de songer toujours au type idéal.

« Le mouvement d'inspiration, ainsi que le mouvement d'expiration, peuvent s'accomplir à notre insu, comme pendant le sommeil ; mais la volonté peut les accélérer, les amplifier à son gré. Pour que son intervention soit efficace, elle doit tenir compte du rythme de la respiration normale, qu'elle cherche à perfectionner. En conséquence, les mouvements respiratoires, qu'elle peut produire, doivent correspondre aux mouvements respiratoires, dont elle s'efforce d'augmenter l'amplitude et être toujours exécutés à la cadence type de seize à dix-huit par minute. » Cette cadence recommandée par M. Charles Vuillemin est, en effet, importante à observer ; mais il y a un rythme plus difficile à faire adopter, celui de la répartition des trois temps de chaque cycle respiratoire.

Il ne faut pas modifier le rythme normal des mouvements ou temps respiratoires ; il ne faut rien changer de leur caractère essentiel. — Il ne suffit

bien, avant d'essayer l'énergie de la machine ; il faut savoir respirer, c'est-à-dire s'approvisionner en combustible et se débarrasser des déchets de la combustion, avant d'exercer les rouages et d'utiliser les puissances motrices. » (*Manuel de gymnastique rationnelle.* Paris, 1902 ; p. 16.)

pas de retenir les trois temps, — il faut encore maintenir la répartition des huit mesures :

1er temps, inspiration, 5 mesures ;

2me temps, expiration, 1 mesure ;

3me temps, repos..., 2 mesures.

Malgré toutes les entraves pathologiques, il faut se rapprocher de ce rythme, parce qu'il est physiologique ; et il faut accomplir l'exercice avec vigueur, comme on fait un acte voulu.

On a dit que, pour respirer largement, énergiquement, il est nécessaire d'utiliser toutes les voies d'entrée et de sortie de l'air, et, par conséquent, de respirer par la bouche entr'ouverte aussi bien que par le nez. — C'est inexact : ce n'est nullement nécessaire.

Dans des conditions régulières, il ne faut même pas tenir la bouche entr'ouverte pendant les exercices de gymnastique respiratoire : on tient la bouche fermée, non pincée; et on y réussit sans exagération et sans effort, dès que l'habitude en est correctement acquise. La respiration par le nez présente d'ailleurs d'autres avantages [1].

---

1. Pour apprécier combien il importe de respirer par le nez, il faut se rappeler l'expérience, qui se rapporte à la résistance des terrains individuels à l'égard de la tuberculose ; il y a des réfractaires et des prédisposés.

En effet, dans 15 à 30 pour 100 des cas, on rencontre le bacille de Koch, apporté par des poussières, lorsqu'on fait l'examen des enduits, qui se trouvent appliqués sur les muqueuses aériennes du nez et du pharynx. (Albert Robin. Conférence de *la Revue Scientifique*. Paris, 1905.) C'est donc au moyen de la *respiration par le nez*,

Chez les adolescents, on a quelque peine à s'opposer à des mouvements inconsidérés, qui deviennent de véritables contorsions ; et le moniteur de gymnastique a besoin d'une sollicitude incessante, pour relever les mauvais gestes et corriger les erreurs. Il y a d'autres difficultés pour les patients enchifrenés ; mais il importe d'observer avec précision toutes les règles de ces mouvements, qui ont une valeur fondamentale. [1]

---

que ces microbes, et d'autres, sont d'abord retenus et ensuite détruits.

La *respiration par le nez* est un puissant moyen de défense de l'organisme contre les infections qui pénètrent par les voies respiratoires.

Quand on respire par la bouche, on se prive de cette ressource précieuse ; et il n'y a aucun dédommagement.

Au premier *Congrès international de physiothérapie* (Liège, 12-16 août 1905), il y a été question de gymnastique respiratoire.

M. Gommaert, de Gand, a préconisé la cinésithérapie pulmonaire, afin d'assurer une plus grande ventilation des poumons. Selon lui, les indications se posent surtout dans l'enrouement, la période de convalescence du catarrhe bronchique et des affections broncho-pulmonaires, des pneumonies et des pleurésies et surtout de l'emphysème.

M. Rosenthal, de Paris, présente, au même Congrès, un rapport, pour établir que la gymnastique respiratoire est le traitement prophylactique de la tuberculose pulmonaire chez les rhino-adénoïdiens et chez les sujets qui présentent les « sommets de Grancher ». Son mémoire présente huit cas de guérison à l'appui.

1. L'usage des gymnastes consiste à faire compter à haute voix par tous les exécutants : c'est un moyen de maintenir l'attention. Quand on impose une tonalité nette et forte, on provoque une allure énergique dans le geste. Pour ces motifs l'usage est utile à conserver.

Mais il est incompatible avec la respiration exclusivement pratiquée par les narines.

Pour les exercices de gymnastique respiratoire, il faut renoncer à faire compter à haute voix par les exécutants. C'est le moniteur, qui

Les exercices de gymnastique respiratoire sont assez nombreux ; on peut donc les varier, ce qui est une excellente manière de donner le repos. Ils « se composent essentiellement de mouvements d'élévation ou d'écartement des bras, exécutés

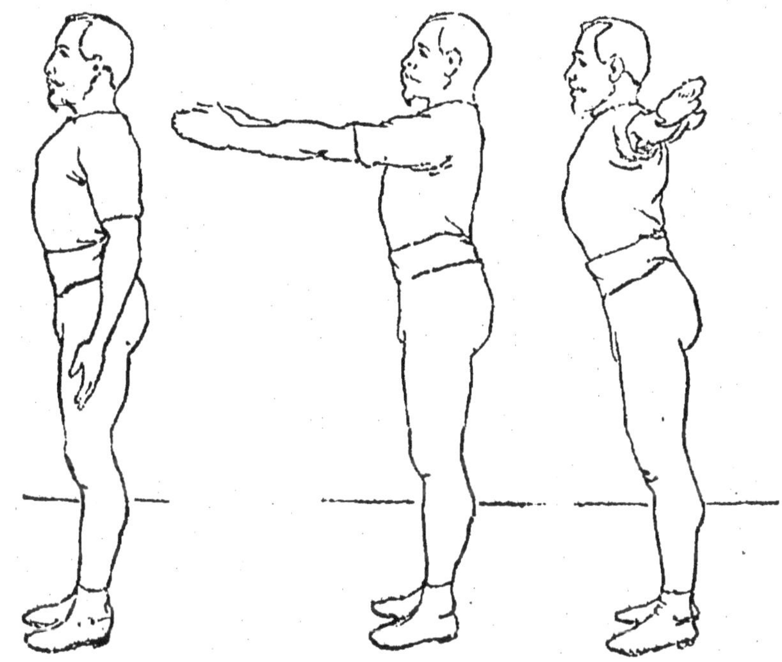

Fig. 3. — Position initiale. (*Règlement militaire sur l'instruction de la gymnastique.* Paris, 1905 ; p. 28.)

Fig. 4. — 1 : élever les bras tendus horizontalement. (*R. mil. gymn.*; p. 28.)

Fig. 5. — 2 : les écarter latéralement, paume de la main en dessus. (*R. mil. gym.*; p. 28.)

dans un rythme lent, et accompagnés d'une inspiration profonde pendant l'élévation ou l'écartement

doit compter avec le ton qui convient, pour qu'on entende suffisamment le souffle nasal, tandis que les autres gymnastes observent un silence tout naturel.

des bras, puis d'une expiration profonde pendant l'abaissement ou le rapprochement des bras.[1] »

En France, il y en a plusieurs dans le *règlement sur l'instruction de la gymnastique militaire*[2] : mais il n'est pas nécessaire de les maintenir dans un ordre qui ne puisse varier.

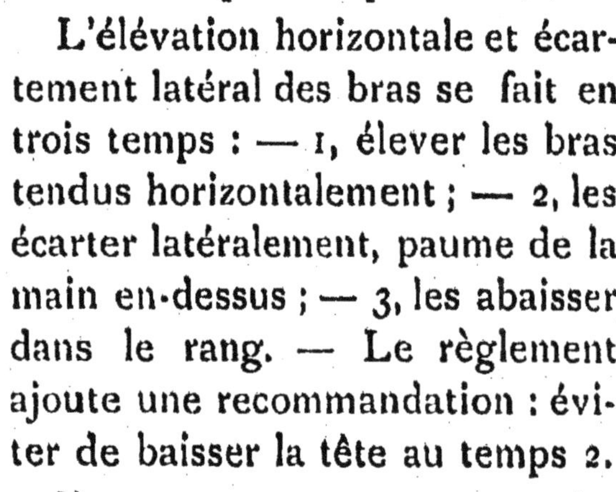

L'élévation horizontale et écartement latéral des bras se fait en trois temps : — 1, élever les bras tendus horizontalement ; — 2, les écarter latéralement, paume de la main en-dessus ; — 3, les abaisser dans le rang. — Le règlement ajoute une recommandation : éviter de baisser la tête au temps 2.

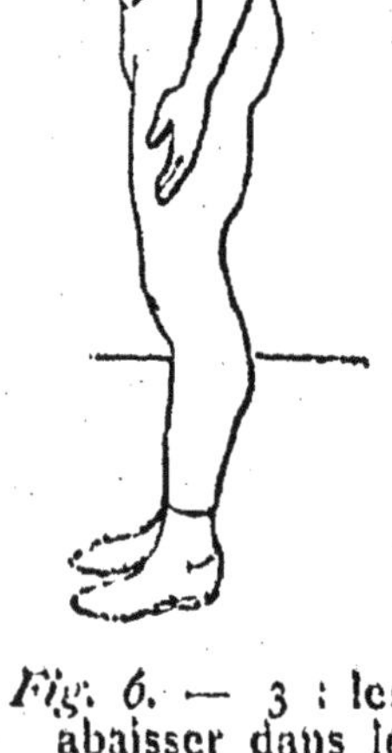

Fig. 6. — 3 : les abaisser dans le rang. (*R. mil. gymn.*; p. 28.)

Il y a une autre recommandation, qui a sa place dans toutes les formes de la gymnastique respiratoire. C'est « que l'ampliation et le retrait de la cage thoracique soient aussi complets que possible pour bien gonfler et bien vider les poumons ; et que, dans l'exécution de ces mouvements, l'élève se garde bien de compter à haute voix. — Sa principale préoccupation doit être de prendre l'habitude

1. Capitaine-commandant Lefebure. *Méthode de gymnastique éducative.* Bruxelles, 1905 ; p. 159.

2. *Règlement sur l'instruction de la gymnastique*, approuvé par le

de la cadence respiratoire normale et d'agrandir le jeu de son soufflet thoracique. [1] »

ministre de la guerre le 22 octobre 1902 ; 2me édition, mise à jour jusqu'en janvier 1904. Paris, 1904; p. 27.

Ce règlement précise, en terminant son chapitre VII, une *observation*, qui porte sur tous les mouvements respiratoires. « Dans les exercices respiratoires, faire de préférence l'inspiration par le nez, l'expiration par la bouche. » p. 96.

M. Philippe Tissié critique les rédacteurs du *Règlement militaire français*. « Les rédacteurs, dit-il, n'ont pas prononcé le mot de gymnastique suédoise, bien qu'ils aient copié la méthode de Ling... Ont-ils craint de ne pas paraître assez patriotes français ? Un tel nationalisme serait par trop naïf ! Et pourtant !

» La science française a pour principe de citer l'origine des textes. Ces textes, nous les tenons de la Suède. Plusieurs missions scientifiques nous les ont fait connaître. Pourquoi ne pas le dire ? Pourquoi se prêter à une juste critique de la part des Suédois, au moment précis où ceux-ci viennent de publier leur magnifique manuel de gymnastique, après dix ans de recherches et de mise au point à l'égard d'une méthode excellente fondée depuis quatre-vingt-dix ans ! Notre gymnastique, dite française, n'est que la gymnastique allemande de Jahn ; elle fut introduite en France par un Espagnol, le colonel Amoros ; elle y fut vulgarisée par un Suisse, Clias. A côté de tels parrains, on pouvait bien citer le suédois Ling. C'eût été justice. On ne l'a pas fait. C'est une faute. » (Philippe Tissié. *La fatigue et l'entraînement physique*. 2me édition. Paris, 1903 ; préface ; p. v.).

1. Ch. Vuillemin. *Manuel de gymnastique rationnelle*. Paris, 1902 ; p. 18.

* * *

Pour l'extension verticale des bras, la position initiale est celle des mains aux épaules ; et le mouvement se fait en deux temps : — 1, extension verticale des bras ; — 2, reprendre la position initiale.

M. Ch. Vuillemin y insiste avec raison : « La prescription de décomposer à haute voix les divers temps d'un mouvement peut être utile pour obtenir l'ensemble, la régularité et la précision ; mais elle est déplorable pour le cœur et les poumons ; et, à ce titre, elle mérite d'être supprimée. — En effet,

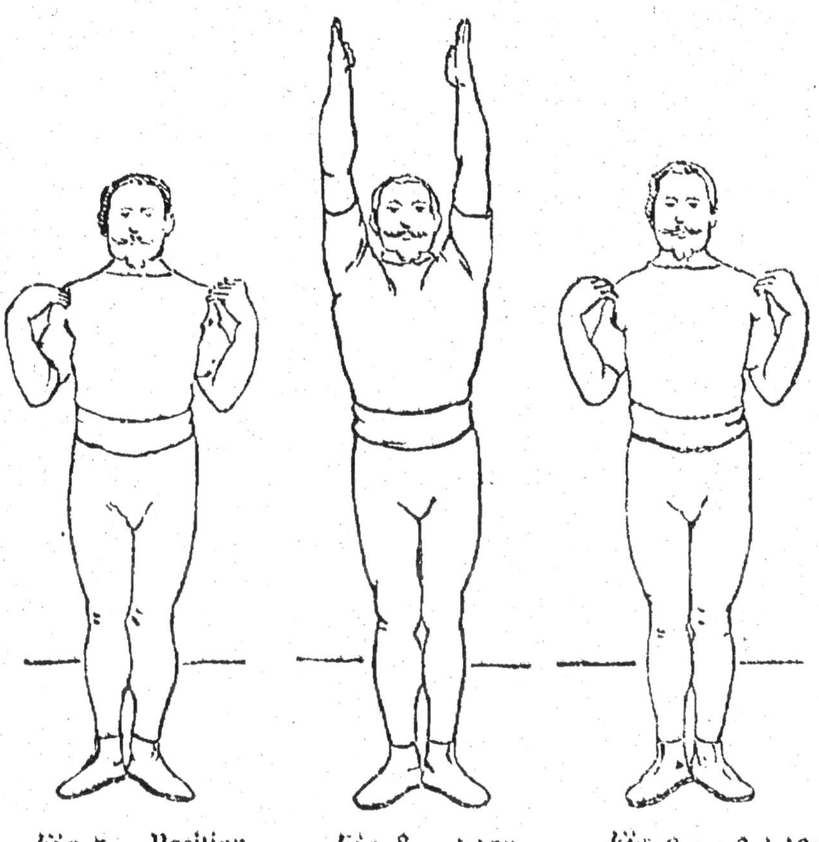

Fig. 7. — Position initiale. (*Règlement militaire sur l'instruction de la gymnastique.* Paris, 1904 ; p. 28.)

Fig. 8. — 1 : extension verticale des bras. (*R. mil. gymn.*; p. 28.)

Fig. 9. — 2 : reprendre la position initiale. (*R. mil. gymn.*; p. 28.)

l'élévation des bras, par exemple, soulève les côtes, dilate la cage thoracique, tend à produire le vide dans la poitrine et provoque naturellement un appel d'air dans les poumons. En forçant l'élève à compter à haute voix pendant l'exécution de ce mouvement, on l'oblige à faire un effort d'expiration pour mettre en vibration les cordes vocales et articuler un son ; et cet effort contrarie l'entrée de l'air pur, que le mouvement favorise. Si l'élévation des bras est énergique, l'émission du son ne peut pas l'être et la voix est sourde et étouffée... [1] Il est donc très important de ne jamais compter à haute voix pendant les mouvements d'élévation des bras. — Dans les mouvements d'abaissement, au contraire, quand les côtes descendent, quand la poitrine se rétrécit et que les poumons sont comprimés et se vident, *il est facile et naturel* d'articuler un son et *de brusquer la sortie de l'air expiré.* [2] »

Suivant l'intensité de leur action et l'effort qu'ils exigent, les mouvements respiratoires, exécutés de pied ferme, sont : doux, modérés ou énergiques [3].

---

1. Avec la compétence de l'École de gymnastique de Joinville-le-Pont, M. Ch. Vuillemin ajoute cette remarque. « Comme la cadence réglementaire des mouvements qui actionnent la poitrine est toujours rapide, leur décomposition à haute voix est également accélérée et l'élève n'a pas le temps de respirer largement ; les poumons se congestionnent vite, la circulation est entravée, le cœur se fatigue à maintenir l'équilibre, les veines se gonflent et l'essoufflement survient. » p. 19.

2. Ch. Vuillemin ; p. 19. — Le même auteur admet qu' « en règle générale, il est préférable, pendant l'exécution d'un mouvement, de supprimer chez l'élève toute prononciation à haute voix. Pour imposer la cadence convenable, l'instructeur doit seul décomposer le mouvement à haute voix et recommander à ses élèves de suivre mentalement les divers temps du mouvement exécuté. »

3. Les exercices doux peuvent être pratiqués par les personnes les plus délicates.

Les exercices modérés actionnent les bras comme des leviers tout

Parmi les mouvements respiratoires doux, M. Ch. Vuillemin range : — 1° inspiration et expiration volontaires ; — 2° élévation horizontale et latérale des bras et abaissement ; — 3° tête droite

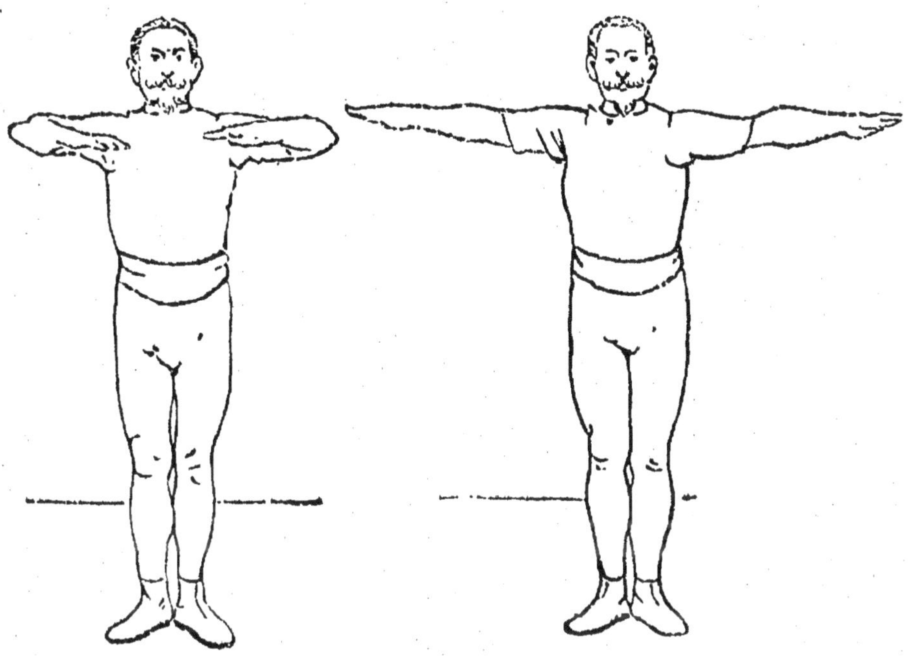

Fig. 10. — Position initiale. (*Règlement militaire sur l'instruction de la gymnastique.* Paris, 1904 ; p. 29.)

Fig. 11. — 1 : extension horizontale des avant-bras. (*R. mil. gymn.* ; p. 29.)

debout et flexion de la tête en avant ; — 4° flexion de la tête en arrière et redressement ; — 5° debout

---

à la fois rigides et mobiles, pour dilater la poitrine, augmenter la capacité respiratoire et la résistance des poumons. Ils nécessitent un effort soutenu et exigent que celui qui les exécute soit en bonne santé.

Les exercices énergiques sont plus pénibles. Ils tendent à développer au *maximum* la capacité de la cage thoracique. (Ch. Vuillemin ; pp. 30, 31.)

et flexion latérale du corps à droite et à gauche. — Le règlement militaire français en ajoute au moins un autre : le mouvement d'extension horizontale des avant-bras. — La position initiale est celle des mains à la poitrine. Le mouvement se fait en deux temps : — 1, extension horizontale des avant-bras ; — 2, reprendre la position initiale. Le règlement précise cette recommandation : pendant le mouvement, les coudes ne doivent pas bouger.

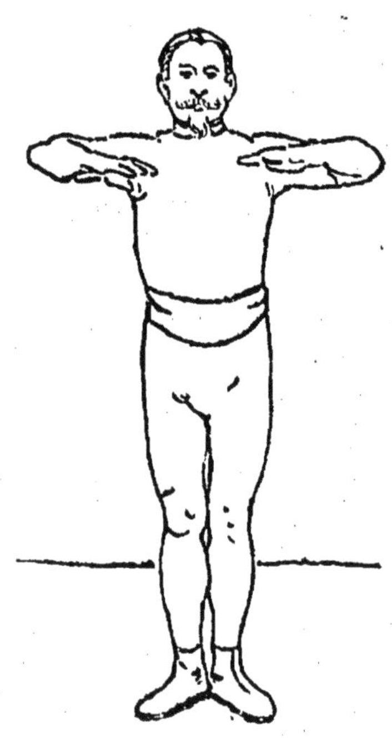

Fig. 12. — 2 : reprendre la position initiale. (*R. mil. gymn.*, p. 29.)

Ce n'est pas sans motif que M. Charles Vuillemin range, comme premier exercice respiratoire, un mouvement plus simple encore : « inspiration et expiration volontaires ». Quand la volonté s'emploie à régulariser la respiration, elle conduit naturellement son effort jusqu'à l'amplifier. Pendant que s'accomplissent ces actes volontaires, l'attention n'est plus anxieuse, ni accaparée sur le membre blessé ; il n'y a plus de spasmes ; les contractures cessent ; les attitudes[1]

1. « Si nous sommes consultés dans le cours de la période inflammatoire (d'une arthrite aiguë), ce qui arrive fréquemment, et que

vicieuses ne sont plus figées ; les fonctions diverses retrouvent leurs parts respectives : la phobie de la douleur est, pour ainsi dire, supplantée par le calme d'un état apprivoisé. M. Ch. Vuillemin a pu le dire : *apprendre à respirer, tel doit être le premier principe de la gymnastique.* — On n'a pas assez fait comprendre combien c'est important pendant la période de convalescence des fractures des membres.

« En conservant l'immobilité du corps dans l'une quelconque des trois positions fondamentales : *debout*, *assise* ou *couchée*, le simple désir de la volonté peut augmenter l'inspiration d'air et compléter l'expiration. Pour cultiver le type normal de la respiration, cet *effort de la volonté* doit être renouvelé 16-18 fois par minute ; il doit être aussi *énergique* que possible dans l'inspiration et dans l'expiration... Ces mouvements respiratoires sont aussi simples qu'efficaces ; ils sont à la portée de tous les âges et de tous les individus, même des malades (et des convalescents des fractures des membres.) — Pour les enfants et les personnes en bonne santé, la *respiration volontaire* s'exécute de la manière suivante : debout, de pied ferme, les mains bien appuyées sur les hanches et les coudes

---

le patient ait contracté *une attitude vicieuse*, l'indication absolue est de restituer au membre une bonne position, avec ou sans chloroforme, et de l'immobiliser. *Il n'y a pas de divergence à cet égard parmi nous.* » (P. Tillaux. *Société de chirurgie de Paris*, 12 novembre 1879, *bull. et mém.* ; p. 859).

Quand il s'agit d'arthropathies devenues anciennes, on peut répugner devant des méthodes incertaines, ou aléatoires ; il ne doit plus y avoir de divergence à l'egard d'une ressource simple et sans *alea*.

en arrière dans le but de dégager la poitrine et de la porter en avant ; faire de *profondes inspirations* et *d'énergiques expirations*, 16 à 18 fois par minute ; et bien gonfler et bien vider les poumons. [1] »

C'est dans ces circonstances principalement, que l'on peut apprécier la valeur de la respiration perfectionnée. « Elle est en raison directe de la quantité du travail effectué par les muscles en un temps donné. Sous l'influence de l'exercice, il se produit bientôt un *accroissement réel du thorax* et de l'amplitude des respirations. [2] Le poumon est surtout mieux utilisé ; tous ses alvéoles prennent part à son fonctionnement. [3] »

On peut faire de l'entraînement, sans tomber dans le surmenage. M. Ch. Vuillemin en donne une preuve par son « deuxième exercice respiratoire : élévation ou mouvement horizontal, latéral des bras et abaissement[4]. » — « L'instructeur, après

---

1. Ch. Vuillemin. *Manuel de gymnastique rationnelle* à l'usage des enfants, des jeunes gens, des adultes, des vieillards et même des malades et des convalescents, 2me tirage. Paris 1902 ; pp. 22-23.

2. On l'a bien des fois vérifié, en mesurant le périmètre thoracique avant et après une série d'exercices de gymnastique respiratoire pendant trois mois.

3. Pierre Régnier. *Les instituts Zander et la mécanothérapie*. Paris, 1903 ; p. 14. — Le même auteur ajoute que les mouvements passifs du thorax donnent le même résultat chez les malades qui ne peuvent fournir sans danger un travail musculaire suffisant.

4. « Cet exercice, dit M. Ch. Vuillemin, peut être exécuté dans la famille par un seul enfant, sous la direction ou l'autorité du père ou de la mère ; mais, au double point de vue pédagogique et militaire,

avoir expliqué et démontré le mouvement à exécuter, commande : — 1. attention ! — 2. élévation horizontale et latérale des bras et abaissement. — 3. commencez ! — Au commandement de : Commencez, élever les bras en dehors en décrivant un quart de cercle aussi étendu que possible ; *exécuter ce mouvement avec lenteur, mais avec la plus grande énergie*, en contractant tous les groupes musculaires des membres supérieurs, *de manière à dilater progressivement la poitrine et à inspirer profondément.* — Une fois les bras tendus horizontalement en croix, la paume des mains regardant le sol, les *ramener* le long du corps, *non pas mollement* en les laissant retomber par leur propre poids, *mais vivement*, en comprimant même les côtés de la poitrine *pour produire une expiration aussi brusque et aussi complète que possible.* — Répéter ces mouvements seize à dix-huit fois par minute et pendant deux à trois minutes, cinq minutes au plus, mais toujours avec la même énergie et sans compter à haute voix. L'instructeur, en exécutant lui-même plusieurs fois ces exercices, indique la cadence à suivre ; et, avec de l'attention, on arrive bien vite à

il y a lieu de supposer que ces exercices doivent être exécutés par groupes de vingt à quarante élèves, sous les ordres d'un seul instructeur. — Les élèves formés sur un ou deux rangs, suivant le nombre et à intervalles suffisants pour ne pas se gêner, prennent une position régulière : la tête droite, les bras tombant naturellement, les mains ouvertes, la paume contre les cuisses, et les pieds, non pas rapprochés et ouverts en équerre, mais plutôt écartés sur la même ligne, de manière à agrandir la base de sustentation et à augmenter l'équilibre dans la station verticale. » (p. 24.)

apprendre le rythme respiratoire normal [1]. » — Pendant la convalescence des arthropathies de l'épaule, il est bon de commencer ces mouvements

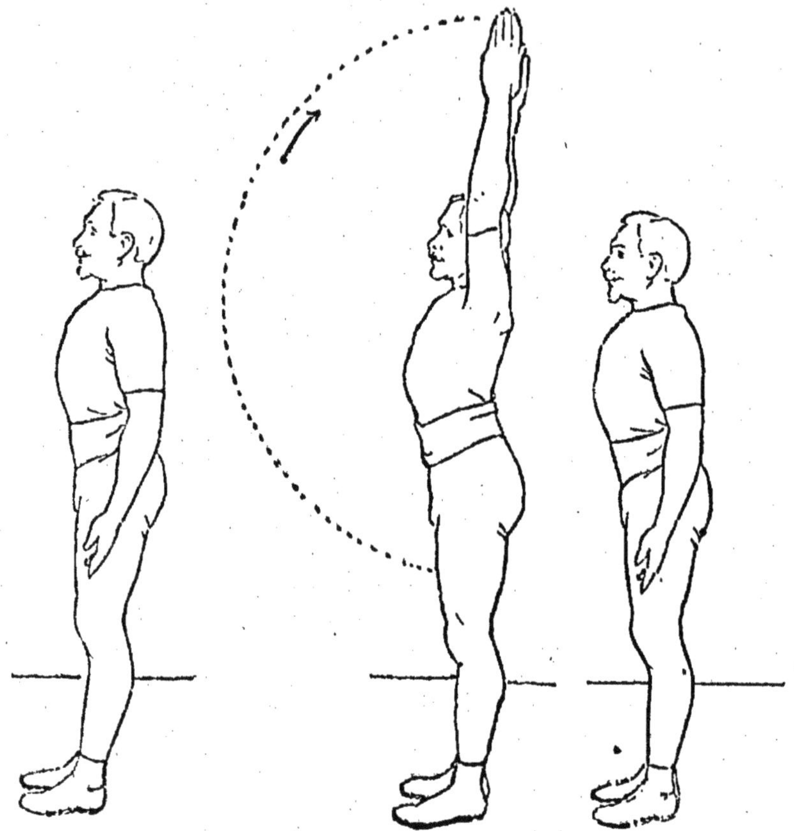

Fig. 13. — Position initiale (*Règlement militaire sur l'instruction de la gym.* Paris, 1904 ; p. 27.)

Fig. 14. — 1 : élever les bras tendus en avant et les placer verticalement. (*R. mil. gymn.*; p. 27.)

Fig. 15. — 2 : les abaisser dans le rang. (*R. mil. gymn.*; p. 27.)

avec la paume des mains regardant le sol. — Dès que l'amélioration est devenue suffisante, il faut

1. Ch. Vuillemin. *Manuel de gymnastique rationnelle.* Paris, 1902 ; p. 26.

placer chaque main dans un plan vertical. — A la fin du traitement il faut s'efforcer de tenir les deux mains en supination.

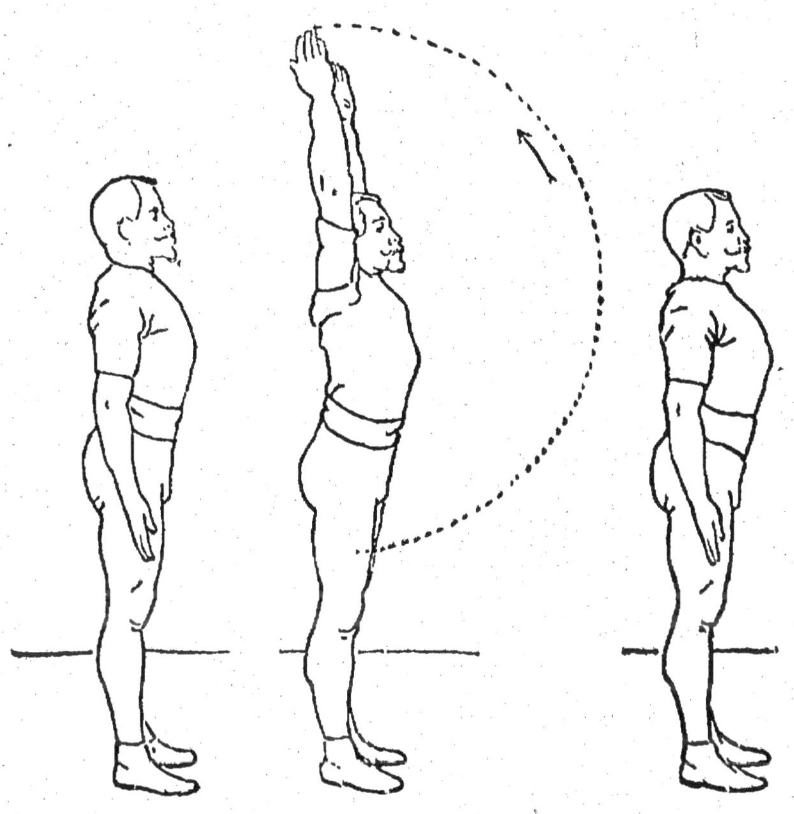

Fig. 16. — Position initiale. (*Règlement militaire sur l'instruction de la gymnastique.* Paris, 1904 ; p. 95.)

Fig. 17. — 1 : élever lentement les bras tendus en avant jusqu'à la verticale en faisant une inspiration profonde. (*R. mil. gymn.*; p. 95.)

Fig. 18. — 2 : laisser tomber les bras en faisant une expiration profonde. (*R. mil. gymn.*; p. 95.)

Dans le *règlement militaire français*, il y a un des mouvements respiratoires, qui est tenu pour si important, qu'il est classé le premier parmi tous les mouvements simples. Il porte le nom d'élévation verticale des bras ; et il se fait en deux temps ; — 1, élever les bras tendus en avant et les placer verticalement ; — 2, les abaisser dans le rang. — Le règlement ajoute deux recommandations : maintenir le corps droit ; éviter de plier les jambes et d'avancer le ventre.

Ces détails d'exécution ne sont pas à dédaigner ; ils sont mieux observés par les gymnastes, lorsqu'ils concentrent leur attention sur leur rythme respiratoire. C'est aussi un important moyen de régulariser l'équilibre de la colonne vertébrale.

Les convalescents de fractures de membres n'ont plus le loisir de prolonger leurs contractures, lorsque leur attention est longtemps détournée au profit d'une des principales fonctions de l'organisme.

Les praticiens de la gymnastique le savent parfaitement. C'est pourquoi ils prolongent les exercices de ce genre, en évitant la monotonie : chaque série comprend dix fois le même mouvement, d'abord en face, puis en profil à gauche, ensuite en tournant le dos, enfin en profil à droite. Les défectuosités de l'attitude sont plus complètement corrigées par ces variations, aussi simples qu'efficaces.

C'est connu par les rédacteurs du *règlement militaire français*, qui commence la série de ses mouvements respiratoires, par celui, auquel il donne le nom de mouvement d'élévation et d'abaissement des bras en avant. C'est bien le même que pour l'élévation verticale des bras ; c'est un détail, qui a changé le côté du profil ; — mais il est recommandé de mener lentement l'inspiration, en y ajoutant

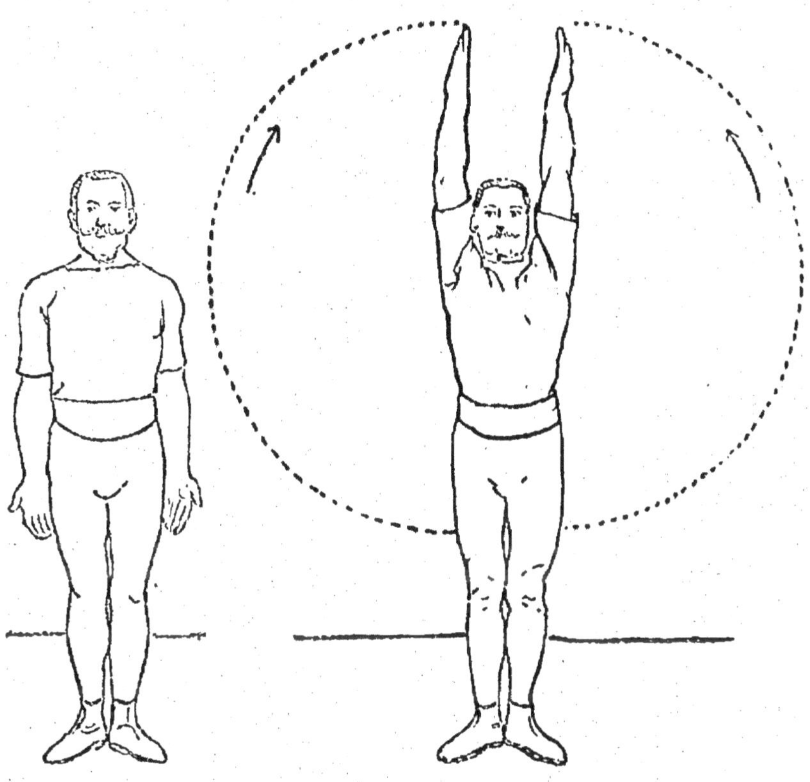

Fig. 19. — Position initiale. (*Règlem. militaire sur l'instruction de la gymnastique.* Paris, 1904 ; p. 95.)

Fig. 20. — 1 : élever lentement les bras latéralement jusqu'à la verticale, paumes des mains en dehors, en faisant une inspiration profonde. (*R. mil. gymn.*; p. 95.)

l'effort, qui la conduit jusqu'au fond, — tandis que le temps d'expiration doit être brusqué nettement.

Le mouvement, qui trouve ensuite son rang le

plus naturel, est le mouvement latéral d'élévation et d'abaissement des bras.

La position initiale est encore la station debout, la tête droite, les bras tombant naturellement, les mains ouvertes. — Au commandement : commencez ! les élèves raidissent les bras et les portent lentement latéralement en dehors, puis en haut, la paume des mains en dehors, en décrivant un demi-cercle aussi étendu que possible. M. Ch. Vuillemin n'exagère pas ; il faut exécuter ce mouvement avec lenteur et avec énergie, pour dilater la poitrine et pour provoquer dans les poumons un appel d'air considérable. Ce temps 1 demande un effort soutenu. — Dans le temps 2, il faut décrire en sens inverse le même demi-cercle, mais avec une autre allure. On met un certain élan à ramener vivement les bras le long du corps pour expulser la plus grande partie de l'air contenu dans les poumons.

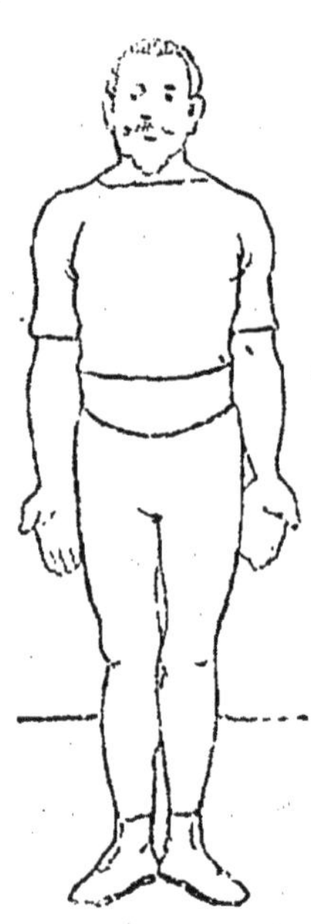

Fig. 21. — 2 : laisser retomber les bras, en faisant une expiration profonde. (*R. mil. gym.*; p. 95)

L'instructeur régularise la cadence suivant le type normal ; il fait répéter ces mouvements pendant une, deux ou cinq minutes au *maximum*. (Ch. Vuillemin, p. 28.) Dans cette mesure, les mouvements respiratoires sont encore dans la mesure modérée.

Parmi les mouvements énergiques de la gymnastique respiratoire, les plus connus sont ceux de circumduction des bras.

« L'instructeur, après avoir expliqué et exécuté ce mouvement, commande : Attention ! — circum-

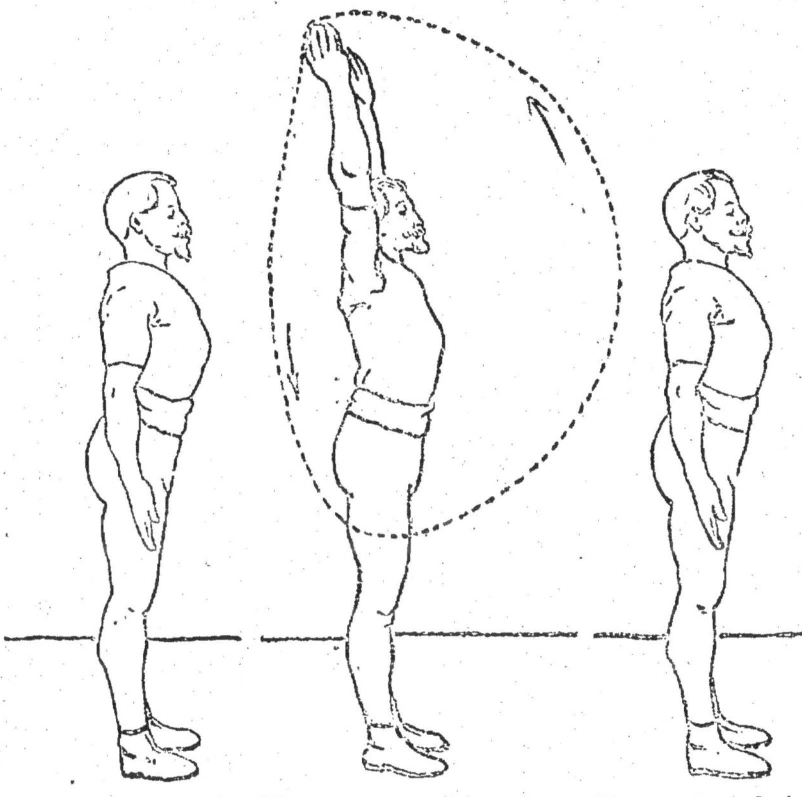

Fig. 22. — Position initiale. (*Règlement militaire sur l'instruct. de la gymnastique.* Paris, 1904; p. 96.

Fig. 23. — 1 : élever lentement les bras tendus en avant jusqu'à la verticale, en faisant une inspiration profonde. (*R. mil. gym.*; p. 96.)

Fig. 24.— 2 : abaisser latéralement les bras, en faisant une expiration profonde.(*R. mil. gymn.*, p.96.)

duction des bras et abaissement ; — commencez ! — A cet ordre, les élèves, bien d'aplomb sur les pieds, les mains largement ouvertes, ou les poings vivement fermés, raidissent et étendent les bras et les portent successivement en avant, en haut et en arrière ; puis ils les ramènent vivement le long du corps, en décrivant une circonférence aussi étendue et aussi verticale que possible. — La première phase de ce mouvement, jusqu'à la verticale, dilate la poitrine et favorise l'inspiration : elle doit s'accomplir lentement. — La seconde phase, celle d'abaissement, doit, au contraire, être plus rapide, mais aussi énergique, pour faciliter l'expiration. [1] »

Ce mouvement de circumduction des bras est « à la fois un excellent mouvement respiratoire et un excellent mouvement d'assouplissement ». — Il ne faut cependant pas y recourir prématurément.

Les convalescents de fractures doivent être conduits avec méthode. « Sans doute, observe M. Ch. Vuillemin, les jeunes gens peuvent alterner et exécuter tous les exercices respiratoires dans une seule séance ; mais les enfants et les malingres, qui essaient leurs forces et ont tant besoin d'apprendre à respirer, ne doivent passer à un exercice plus pénible que quand ils sont rompus à l'exercice pré-

1. Ch. Vuillemin. *Manuel de gymnastique rationnelle.* Paris, 1902; p. 30.

« Les trois derniers exercices respiratoires peuvent être exécutés les avant-bras fléchis à angle droit et les poings serrés. Dans cette position, la dilatation de la poitrine ne gagne rien ; mais la compression des côtes est plus énergique et l'expiration plus complète. Aussi l'élévation et la circumduction avec flexion des avant-bras conviennent surtout pendant l'essoufflement, quand il est nécessaire de favoriser l'expulsion d'un excès d'acide carbonique survenu brusquement. » (Vuillemin.)

cédent[1]... Les mouvements respiratoires doivent être *choisis*, exécutés avec méthode et conviction matin et soir... La pratique de ces exercices doit être régulière, constante, persévérante ; elle doit devenir une habitude aussi naturelle que de manger quand on a faim. »

M. Maurice Faure, de La Malou, a expliqué l'éducation des mouvements au premier *Congrès international de physiothérapie* (Liége. 12, 16 août 1905.) Dans un rapport volumineux et très documenté, il a montré que l'attention et l'essai finissent par donner la production automatique du mouvement. Ce ne sont pas seulement les actes de la vie de relation, qui sont susceptibles d'éducation ; ce sont encore ceux de la vie de nutrition. On peut ainsi régler la respiration, et aussi la miction, la défécation, etc. M. Maurice Faure conclut que c'est l'avenir de la gymnastique d'apprendre à chacun à se servir de ses muscles, avec le *minimum* d'efforts et le *maximum* d'effets utiles pour les mouvements nécessaires à la vie.

C'est absolument indiqué pendant la convalescence des fractures des membres, pour combattre l'incoordination des mouvements du membre blessé, pour écarter la peur de souffrir, pour restituer la confiance en un membre redevenu solide, pour rétablir la vraie valeur fonctionnelle avec patience et avec méthode.

1. *Ibidem* ; p. 32-33.

M. L. Roblot est très explicite, en 1903. « Dans les affections chirurgicales des membres, une gymnastique rationnelle, répondant à une indication précise, constitue un moyen thérapeutique de la plus haute valeur.

» Ici, comme pour tous les cas qui se rattachent à la gymnastique orthopédique, ce sera le médecin qui indiquera la nature et la limite des exercices à employer. Le (gymnaste, ou le) professeur (de gymnastique) veillera à leur parfaite exécution ; et son rôle le plus important sera souvent de surveiller la progression, absolument croissante et régulière, de ces exercices. Il s'opposera, pour éviter tout mécompte, à cette tendance des malades à vouloir sortir de cette sage lenteur pour arriver plus rapidement au but [1]. »

En France, il y a bien peu de médecins qui puissent indiquer la nature et la limite des exercices. Ceux qui le font se sont formés eux-mêmes, puisqu'il n'existe aucun enseignement pour le leur apprendre. — C'est le contraire en Suède. « La gymnastique médicale est une des branches le plus développées de la gymnastique suédoise. Il y existe un système de thérapeutique par l'exercice, qui s'étend à un grand nombre de maladies, y compris les cas d'orthopédie... Les élèves, pendant leur séjour à l'Institut central de gymnastique de Stockholm, s'exercent entre eux aux pratiques de

1. L. Roblot. — *Guide pratique des exercices physiques, hygiène et résultats.* Paris, 1903 ; pp. 21-22.

la gymnastique médicale. Ils exécutent, avec l'avis du médecin-professeur, le traitement des malades, qui viennent chaque jour à la clinique spéciale de l'Institut[1]; et, à leur sortie de l'Ecole, ils ont le droit d'exécuter les traitements médicaux sous la surveillance d'un médecin. — Les ordonnances

1. Cette manière est un contraste fondamental avec l'état actuel des esprits en France.

Pour en bien juger, il faut lire : Louis Lièvre. *Massage et masseurs*, avec préface du professeur P. Brouardel. Paris, sans date (25 avril 1905.)Les plus pressés se borneront à lire les pages 104 et 105.

D'autres auront remarqué cette récrimination dans la préface, (p. XVII) : « C'est au médecin, qu'incombe en partie la raison du mal médico-social. *C'est à lui de tenter de le guérir.*

» Si l'enseignement donné dans nos Facultés de médecine était *un enseignement plus spécial ;* si l'étudiant, qui se destine à exercer telle ou telle branche spéciale de l'art de guérir, pouvait se perfectionner dans ces études, à l'aide de cliniques, de cours spéciaux, nous ne tarderions peut-être pas à voir paraître une classe de jeunes confrères, heureux de trouver dans le massage (avec toutes les sortes de la gymnastique médicale) le champ de leur activité. »

M. Louis Lièvre sait qu'il y a des médecins, « qui sont à même de donner aux jeunes générations de confrères *les éléments nécessaires à l'étude d'une partie de la thérapeutique par trop délaissée encore du médecin lui-même.* » — Ces éléments nécessaires sont, avant tout, des éléments cliniques.

» En Allemagne, l'Université royale de Berlin n'a-t-elle pas compris l'intérêt qu'il y avait à réserver le massage au médecin, *en créant une chaire de massothérapie ?* » (L. Lièvre.) D'autres savent que ce n'est pas une innovation ; qu'il y a eu, depuis longtemps, des créations comparables, si non identiques, avec une autre dénomination. Il y en a eu en Bavière, et aussi à Copenhague, à l'Université même ; et il y en a encore dans les Universités de Lund, de Stockholm et d'Upsal.

Cependant, c'est un projet de réforme que propose M. Louis Lièvre, (pp. 135 à 138) « pour voir revenir aux médecins une des branches les plus intéressantes de la médecine ». Mais sa proposition a pour base un diplôme de nouvelle sorte ; et c'est un diplôme, que le diplômé « devrait restituer » éventuellement,

consistent alors, non pas en produits pharmaceutiques, mais en une liste de mouvements actifs et passifs, en massage, percussions et manœuvres spéciales tout à fait originales [1]. » C'est ce qu'ont dit M. Fernand Lagrange et M. le capitaine-commandant Lefebure. C'est ce qu'ont vu tous ceux qui ont fait le voyage d'études de gymnastique à Stockholm.

Les ouvrages suédois sur la gymnastique médicale ne donnent aucune indication relative à la convalescence des fractures des membres.

T. J. Hartelius ne donne même pas leur nom [2]. Il indique le traitement des arthropathies avec gonflement et induration périarticulaire : les mouvements sont indiqués comme très utiles ; mais, dans certains cas, le professeur suédois se contente d'effleurages énergiques combinés avec des pres-

---

faute de quoi il « serait poursuivi pour exercice illégal de la médecine ».

En France, il y a bien des années que cet enseignement existe et qu'il est donné à des étudiants en médecine seulement. Toutes les pages de ces études en sont des échos ; mais la base est l'acte chirurgical lui-même, c'est-à-dire *la clinique*..... Cet enseignement est libre ; et il n'éprouve le besoin d'aucun diplôme supplémentaire. Il lui suffit d'être ouvert et *utile*.

1. Georges Demeny. *L'éducation physique en Suède ; mission de 1891* ; 2me édition. Paris, 1901 ; pp. 87-89.

2. De tous les traumatismes, il n'y a que l'entorse du cou-de-pied qui soit étudiée avec un traitement, qui est rapide et borné aux cas simples. (T.-J. Hartelius. *Traitement des maladies par la gymnastique suédoise.* Trad. sur la 3me édition suédoise par Emile Fick et Charles Vuillemin. Paris, 1899 ; p. 317.).

sions et il ajoute le foulage centripète. Le but de ces manipulations est de ramollir, dit-il, d'écraser les indurations et d'en favoriser la résorption. Mais il est évident que l'effet de ces mouvements passifs serait puissamment renforcé par la pratique de mouvements actifs [1]. Ailleurs il s'en explique : « A la surface des aponévroses musculaires et des tendons, rampent de nombreux vaisseaux lymphatiques, dans lesquels la circulation de la lymphe est favorisée par les contractions musculaires : aussi l'exercice musculaire a une influence pour dissiper les congestions et les engorgements locaux [2]. »

M. A. Wide ne traite pas, lui non plus, spécialement la question du traitement de la convalescence des fractures ; mais il donne des indications très pratiques dans son chapitre sur les affections des os et des articulations [3].

» Dans les fractures de la jambe, ou dans celles qui avoisinent une articulation, comme la fracture du radius, il est très important de ne pas laisser le bandage trop longtemps, sans l'enlever de temps en temps, pour faire exécuter des mouvements passifs....... [4]. — Il est parfaitement faux de traiter

1. *Ibidem ;* p. 318.

2. *Ibidem ;* p. 316. L'auteur reste dans les termes vagues des généralités.

3. A. Wide. *Traité de gymnastique médicale suédoise*, traduit, annoté et augmenté par M. Bourcart, de Genève, avec une préface par Fernand Lagrange. Paris, Genève, 1898 ; p. 347.

4. Ce langage range nettement le professeur de Stockholm parmi les ankylophobes. Cependant il y apporte de la mesure.

les fractures simplement par la gymnastique et le massage, *sans fixer les membres* dans des appareils, comme on le voit faire par certains gymnastes. Même s'il n'y a pas raccourcissement du membre par la fracture, ou après elle, les contractures musculaires peuvent produire du raccourcissement ou un déplacement des surfaces osseuses [1].

»...... Les rapports du massage et de la gymnastique doivent, dans le traitement des arthropathies, être fixées encore plus exactement qu'ailleurs. — Le massage suffit souvent pour rétablir une synovite aiguë, ou pour faire résorber l'épanchement péri-articulaire survenu à la suite d'une entorse; mais, lorsqu'il s'agit de raideur articulaire due à une luxation, à une contusion grave, ou à du rhumatisme articulaire, les mouvements de gymnastique deviennent aussi importants que le massage et même bien plus, si la lésion est ancienne.

---

1. M. A. Wide ne méconnaît donc pas le premier état de la myosite post-fracturale. Il sait sa part dans les déplacements secondaires après les réductions même les plus heureuses.

M. M. Bourcart se montre d'un avis différent : « Il y a cependant quelques exceptions, dit-il, principalement dans les fractures du péroné où le tibia sert d'attelle. » (p. 348). — Les débutants feront bien de ne pas s'y fier. Dans les bons cas, on peut, en effet, n'employer aucun appareil pour fixer le membre dans une attitude rectifiée. Mais il faut compter avec les mauvais cas : le péroné est seul fracturé, ou même simplement disjoint dans son épiphyse inférieure ; on y voit trop souvent intervenir une infirmité avec déviation du pied, en dedans, ou en dehors, parce que le tibia est une attelle insuffisante.

Pour lutter contre l'action des muscles en contracture, il faut maintenir le membre en une *attitude rectifiée*, *correcte*, pendant tout le temps utile, quelquefois même pendant la période de rééducation du membre par la gymnastique.

» Lorsqu'il s'est écoulé un certain laps de temps entre le début de la lésion et le commencement du traitement, le massage seul ne permet pas d'obtenir un résultat bien brillant ; et les mouvements énergiques de gymnastique deviennent absolument nécessaires.

» Il faut souvent continuer les mouvements de la gymnastique, alors que l'enflure et la douleur ont disparu depuis longtemps. Le massage est superflu à cette période. On obtiendra donc de meilleurs résultats, en combinant ces deux facteurs dès le début du traitement ; puis la gymnastique sera seule continuée jusqu'au rétablissement complet de la fonction des membres du convalescent [1]. »

M. A. Wide résume, en quelques phrases, ce qu'il

1. C'est pour M. A. Wide comme pour tous les autres. On a de la peine à obtenir une persévérance suffisamment prolongée.

Les plus difficiles à convaincre sont ceux qui ont consenti à une opération, comme si tout le traitement pouvait être borné à l'opération seule ! Le professeur de Stockholm fait preuve d'expérience et d'esprit pratique : « Le *traitement consécutif aux opérations chirurgicales*, telles que résections, curettages, doit être entrepris de bonne heure ; et il donne souvent des résultats surprenants, dit-il.— Il faut être, dans ces cas, *persévérant* et ne pas abandonner trop vite l'opéré. *Les soins pourront quelquefois durer plusieurs années.* C'est pourquoi ces traitements sont plutôt du ressort des grands instituts de gymnastique, qui peuvent y vouer tout le temps et tout le personnel nécessaire. » (A. Wide ; p. 348.)

En France, il est bien difficile de faire accepter des soins, qui peuvent quelquefois se prolonger pendant plusieurs années.

En Suède, les esprits s'y rangent sans hésitation. La tradition dispose de ce qui existe ; et les brillants résultats obtenus sont les meilleurs arguments pour accréditer les grands instituts de gymnastique médicale.

entend par massage des arthropathies.[1] « Quant aux mouvements de gymnastique, il faut, dit-il, employer tous ceux que peut exécuter l'articulation.

» On ne doit pratiquer au début que des mouvements passifs, mais sans leur laisser atteindre l'étendue que pourrait permettre l'articulation. Ainsi, après une luxation, il faut *se contenter des mouvements centraux*, même si l'état de la jointure permettait d'exécuter des mouvements plus considérables.

» Lorsque l'ankylose est déjà assez prononcée, les mouvements ne peuvent, en général, être exécutés d'une façon typique. Il en est de même dès que le convalescent se contracture[2] à cause des douleurs provoquées par le mouvement. — Le meilleur moyen de lutter contre ces contractions du malade est d'exécuter le mouvement, en imprimant au membre des vibrations, ou des trépidations, qu'il s'agisse de flexions, d'extensions, ou de

1. « Le massage des articulations consiste généralement en effleurage et en frictions, massage par friction. — Dans les affections aiguës, l'effleurage est seul employé, tandis que, dans les arthropathies chroniques, il faut le combiner avec le massage par friction. L'effleurage doit commencer et terminer chaque séance de massage. — Le tapotement à main plate est employé dans les affections chroniques, pour amener la réaction cutanée. Le tapotement s'exécute sur la peau, à travers un linge si la peau est trop sensible. » (A. Wide ; p. 349.)

2. Il est bien entendu que cette contraction est involontaire. Ceux qui s'obstinent à en méconnaître la valeur pathologique, font la faute de l'attribuer à du mauvais vouloir.

Quand le traitement n'est point tardif, on peut éviter les ténosites et périténosites, en même temps que les myosites scléroïdes.

rotations. — La circumduction, par son action sur la mobilité et sur la circulation, est très importante pour toutes les articulations où elle peut s'exécuter. Les circumductions ne sont pas plus douloureuses que les manœuvres de massage ; elles peuvent s'appliquer avec prudence, même dans les affections articulaires aiguës.

» Quand les mouvements passifs ont été bien supportés pendant quelque temps, on peut faire exécuter au convalescent des mouvements purement actifs ou à résistance, lorsqu'ils sont indiqués par le traitement. — On comprend aisément que les mouvements actifs sont parmi les plus puissants moyens pour augmenter la mobilité dans une articulation atteinte d'arthropathie. [1] »

Au premier *Congrès international de physiothérapie* (Liége, 12, 16 août 1905), il a été beaucoup

1. M. A. Wide fait une réflexion que connaissent bien ceux qui se sont occupés du traitement orthopédique de la *paralysie infantile.* — « Il existe des cas, où *la gymnastique peut diminuer une mobilité anormale d'une articulation*, ce que tout le monde n'a cependant pas voulu comprendre et reconnaître.

» Ainsi, dans le rachitisme, on peut souvent constater une *mobilité anormale*, dans certaines articulations, par exemple dans l'abduction et l'adduction des genoux ou des coudes. Dans ces cas, si l'on a soin de faire exécuter des mouvements, dans la seule direction, qui doivent exister en état normal, on peut améliorer et fortifier à un degré considérable l'état des ligaments, de la capsule articulaire et de la musculature ; on peut ainsi diminuer la mobilité anormale de la jointure. » (A. Wide ; p. 350.)

C'est encore plus certain et beaucoup plus utile pour les articulations de l'épaule et de la hanche. Si on y apporte des soins et une longue persévérance, tout le membre en bénéficie par une amélioration appréciable. (Guermonprez.)

question de la rééducation de la fonction des membres traumatisés.

M. Gunzbourg, d'Anvers, donne les indications de la mécanothérapie et montre qu'elle est l'application du mouvement dosé et fractionné : elle est en quelque sorte spécifique dans les impotences consécutives aux accidents.

M. Dagron, de Paris, insiste davantage sur la gymnastique et plus particulièrement sur la rééducation de la marche. Celle-ci doit être entreprise, à l'entendre, de suite après l'accident, pour éviter et à la fois limiter les phénomènes atrophiques et les phénomènes psychomoteurs...... Il est probable que les comptes rendus ont exagéré l'expression de l'auteur au sujet de la date pour commencer ce traitement, quand il s'agit des fractures des membres.

L'accord se fait de plus en plus unanime sur ces questions, quand elles sont pratiquement étudiées sans parti pris.

Cependant M. A. Wide n'esquive pas le côté le plus controversé du problème. Il s'explique sur le traitement des arthropathies tuberculeuses. — « Il n'est pas toujours aisé d'établir un diagnostic absolument certain dans les affections articulaires ; et cependant il est bien important de déterminer à temps celui de la tuberculose : le meilleur traitement est, dans ce cas, le repos et l'immobilité. Il peut cependant quelquefois se présenter des cas de massage, où l'on pourrait ne pas soupçonner l'existence de la tuberculose et faire ainsi, par inadvertance, courir au malade le danger d'une infection métastatique.

» On cite des cas où la tuberculose avait été soupçonnée[1] *et qui ont cependant guéri !* — Erreur de diagnostic, direz-vous ? — Cependant, dans tous les cas où nous avons eu l'occasion d'intervenir, *ce diagnostic avait été établi cliniquement.*

» Cependant, tout en considérant qu'un traitement gymnastique, très prudemment conduit n'offre pas de dangers, surtout si l'on cesse immédiatement le traitement à la moindre aggravation de la maladie, nous avons une expérience trop peu considérable en la matière, et les nouvelles méthodes d'exploration sont encore trop peu sûres, pour nous permettre de prononcer une opinion ferme à ce sujet ou pour conseiller un emploi plus étendu de cette méthode dans les arthrites où l'on soupçonne la tuberculose[2].

» En tout cas, les gymnastes ne devront inter-

1. Il y en a parmi les victimes des accidents du travail. — Une blessure authentique ne préserve personne de l'infection tuberculeuse.

Qu'il y ait préexistence, coëxistence, ou simple motif de localisation, c'est à examiner dans chaque cas particulier. — Avant tout il faut savoir que la question n'est nullement chimérique : elle est parfois réellement posée par les faits.

2. Sur ce point le traducteur se montre plus absolu que l'auteur. « A notre avis, écrit M. Bourcart, tout soupçon de tuberculose contre-indique absolument le traitement kinésique. » (p. 351).

venir que sous le contrôle d'un médecin, ou même s'abstenir [1]. »

Pour éviter un mécompte, il faut toujours retenir que la gymnastique éducative n'est pas tout à fait la gymnastique médico-chirurgicale. Celle-ci est toujours plus difficile que celle-là, plus variable d'un blessé à un autre, plus éloignée de la facile et constante régularité d'une formule.

La cause en est inéluctable : elle est dans la rigidité par sclérose arthritique. C'est un motif très net pour ne pas se borner aux exercices du membre récemment consolidé : il faut étendre les mouvements et même les généraliser dans une harmonie rationnelle par les exercices d'assouplissement.

En effet, « la gymnastique d'assouplissement cherche à développer l'élongation des muscles, à perfectionner la coordination de leurs contractions, à augmenter la mobilité et la souplesse des articulations, la facilité, l'aisance et l'étendue des mouvements.

» Dans ce but, elle doit décomposer les divers

---

1. « Nous avons vu, ajoute M. A. Wide, des gymnastes patentés *masser* des abcès froids descendant de la hanche jusqu'au milieu de la cuisse ; et nous avons dû plus d'une fois déconseiller le massage et la gymnastique, alors même qu'ils avaient été ordonnés par des gymnastes parfaitement compétents au point de vue technique, surtout chez des malades, auxquels le chirurgien avait conseillé une opération et qui venaient se réfugier dans les bras du masseur par crainte du couteau ! » (p. 351.)

mouvements, qui se passent dans toutes les jointures et les accentuer le plus possible par la *contraction énergique et complète* des muscles qui le produisent, de manière à augmenter leur champ d'action et l'étendue de leur détente. Pour assouplir les muscles, leurs gaines tendineuses et les articulations qu'ils mobilisent, tous les mouvements normaux doivent être poussés jusqu'aux dernières limites de leur amplitude ; ils doivent être exécutés posément par la contraction énergique, simultanée et persistante de tous les groupes musculaires de la région, aussi bien de ceux qui produisent le mouvement voulu, que de leurs antagonistes, qui le modèrent et le régularisent [1].

» Comme on recherche l'ampleur, — et non la vitesse, — les exercices d'assouplissement doivent être pratiqués avec lenteur [2]. » On peut exécuter

1. « Ce sont ces muscles antagonistes qui sont allongés et subissent un tiraillement parfois douloureux. » (Ch. Vuillemin. *Manuel de gymnastique rationnelle.* Paris, 1902 ; p. 37.)

2. « Au début, on peut adopter la cadence fondamentale de seize à dix-huit mouvements par minute, comme dans la gymnastique respiratoire. Plus tard, avec le progrès de l'entraînement, cette cadence peut être accélérée, sans pourtant dépasser quarante mouvements bien assouplis par minute, et *toujours sans compter à haute voix*.

» Pour régulariser l'exercice et imposer à tous ses élèves une cadence convenable et uniforme, l'instructeur doit, à l'occasion, décomposer à haute voix les divers temps d'un mouvement par le commandement : *un*, *deux*, *etc.* — Il peut également leur apprendre à décomposer mentalement le mouvement prescrit ; — mais, *sous aucun prétexte, il ne doit les faire compter à haute voix*: ils ont, en effet, besoin de toute leur attention et de toute leur énergie pour bien s'assouplir et, en même temps, pour bien respirer. » (Ch. Vuillemin, *l. c.*; p. 38.)

un très grand nombre de mouvements d'assouplissement ; et le choix n'est judicieux, qu'à la condition d'être inspiré par les circonstances de chaque cas particulier.

Dans tous les cas, l'exercice d'assouplissement doit harmoniser plusieurs fonctions dans un même mouvement. — Pour les membres supérieurs, l'harmonie la plus naturelle est donnée par la gymnastique respiratoire, — Pour les membres inférieurs, c'est l'équilibre, qu'il faut sauvegarder pendant l'exécution du mouvement.

Quand la consolidation d'une fracture de membre est devenue ancienne et quand les progrès sont devenus importants, l'assouplissement des gestes est complété par les mouvements combinés des bras et des jambes.

Le règlement militaire français y range, avant tout, le mouvement de « fente en avant avec élévation des bras tendus ». — La position initiale est celle du soldat sans armes. — Le mouvement se fait en deux temps : — 1° se fendre en avant de la jambe gauche, le talon droit levé ; élever en même temps les bras tendus en avant et les placer dans le prolongement du tronc ; — 2° rassembler en arrière, en ramenant les bras dans le rang. — On fait ensuite le même mouvement de la jambe droite.

Pour réussir ce mouvement, il faut observer les recommandations jusque dans les détails : placer le pied droit à environ 75 centimètres en avant du pied gauche, le talon droit devant le talon gauche, les pieds également tournés en dehors, la jambe droite fléchie, la jambe gauche tendue, les genoux ouverts, le tronc et la tête dans le prolongement

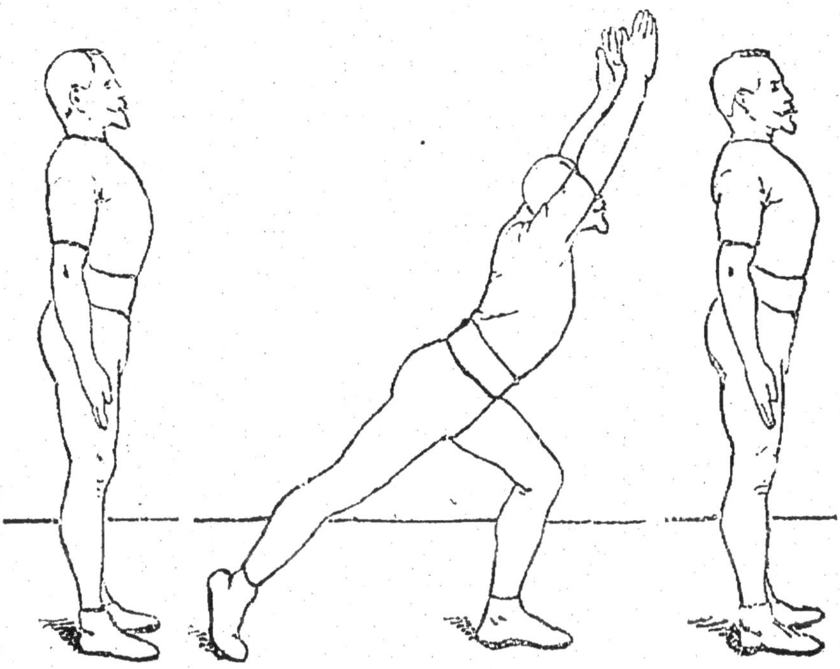

Fig. 25. — Position initiale. (*Règlem. militaire sur l'instruction de la gymnastique.* Paris, 1904 ; p. 33.)

Fig. 26. — 1 : se fendre en avant de la jambe gauche, le talon droit levé ; élever en même temps les bras tendus en avant et les placer dans le prolongement du tronc. (*R. mil. gymn.* ; p. 33.)

Fig. 27. — 2 : rassembler en arrière en ramenant les bras dans le rang. (*R. mil. gymn.*; p. 33.)

de la jambe qui est en arrière, les épaules effacées, les bras pendant naturellement ; augmenter graduellement la distance entre les deux pieds ; placer toujours le tronc et la tête dans le prolongement de la jambe tendue. Il faut cependant remarquer que le règlement militaire ne vise que des adultes choisis ; il peut donc choisir de pareils exercices pour les débutants. — C'est le contraire pendant la convalescence des fractures des membres. Il faut réserver ces exercices pour parachever les soins rationnels.

Ces recommandations s'appliquent à un autre mouvement, qui ajoute un des principaux gestes de la gymnastique respiratoire : le règlement lui donne le nom de «fente en avant avec extension des avant-bras». — La position initiale est celle des mains à la poitrine. — Le mouvement se fait en deux temps ; et il est d'autant plus réussi, qu'il est mené plus lentement : — 1° se fendre en avant de la jambe gauche, le talon droit levé ; étendre en même temps les avant-bras ; — 2° rassembler en arrière, en ramenant les mains à leur position initiale sans bouger les coudes.

On fait méthodiquement et alternativement le même mouvement de la jambe droite, puis de la jambe gauche.

On fait tout aussi bien d'autres gestes des membres supérieurs conjointement avec celui des deux jambes. M. Ch. Vuillemin en indique de nombreuses variétés. « Chacun de ces mouvements d'assouplissement peut, dit-il, être exécuté alternativement avec un seul bras par les adolescents ou par les blessés très débiles ; mais il est préférable, en général, de les exécuter simultanément avec les deux bras pour l'harmonie des formes, l'équilibre des forces et la simplification de l'enseignement.....

» Ces mouvements exercent tous les groupes musculaires et toutes les articulations des membres

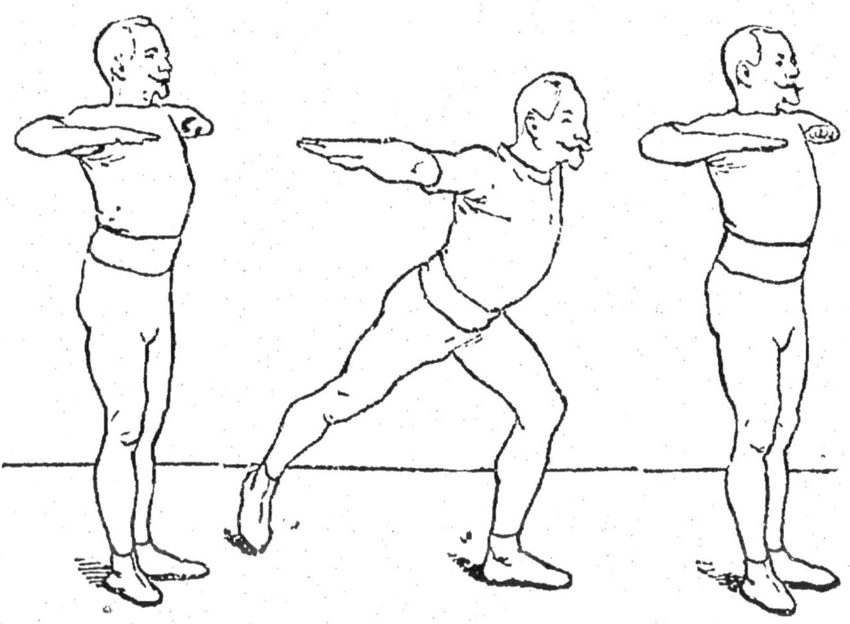

Fig. 28. — Position initiale, les mains à la poitrine. (*Règlement milit. sur l'instruction de la gymnast.* Paris, 1904 ; p. 33.)

Fig. 29. — 1 : se fendre en avant de la jambe gauche, le talon droit levé ; étendre en même temps les avant-bras. (*R. mil. gymn.* ; p. 33.)

Fig. 30. — 2 : rassembler en arrière en ramenant les mains à leur position initiale, sans bouger les coudes. (*R. mil. gym.* ; p. 33.)

supérieurs ; ils résument tous ceux que l'imagination pourrait trouver et qu'il n'est pas difficile de multiplier.

» On peut, du reste, combiner et compliquer ces exercices de mille manières, suivant le caprice de chaque instructeur. L'important est de ne pas perdre de vue le but à atteindre : l'élongation des muscles et l'ampleur de leurs mouvements, l'élasticité et la souplesse des articulations, mais non encore la vitesse et la force.

» Répéter chacun de ces exercices... et toujours sans compter à haute voix. Il faut concentrer toute son énergie sur le mouvement à produire et respirer aussi largement que possible pendant son exécution [1]. »

Dans son étude de 1844 sur la claudication, L. Voillemier commence par reprendre ce mot d'Hippocrate: «Le corps est habile à trouver pour lui-même les attitudes qui lui sont le plus commodes [2].» C'est vrai ; mais il faut aller jusqu'au bout et ajouter que les attitudes les plus commodes sont celles du repos et non celles du mouvement ; et un repos suffisamment prolongé dans une attitude commode finit par aboutir à une *mauvaise tenue*, sinon à une véritable difformité.

C'était le temps, où on ne connaissait pas encore la myosite, la ténosite, l'aponévrosite, la cellulite, ni la bursite. Aussi L. Voillemier réunit dans un même chapitre les maladies des articulations et des muscles qui peuvent produire la claudication [3], parce qu'elles se touchent par plus d'un point et que souvent elles se confondent.

1. Ch. Vuillemin, *l. c.*; pp. 72-73.

2. Hippocrate. *Œuvres complètes*; trad. E. Littré ; t. IV ; p. 229.

3. L. Voillemier. *Clinique chirurgicale.* VII : de la claudication. Paris, 1862 ; pp. 141-147.

Evidemment, L. Voillemier a rencontré et remarqué ces états morbides ; mais il ne les a pas différenciés. « Ces maladies, outre qu'elles sont nombreuses, dit-il, se présentent sous des aspects si divers, que nous ne pouvons les examiner que dans leurs formes les plus arrêtées et sous le rapport qui nous intéresse ici... Toutes ont pour effet d'altérer les mouvements des leviers les uns sur les autres ; et cette altération des mouvements a elle-même pour résultat une inégalité dans la longueur des membres, soit absolue, soit dans un moment donné de la marche [1]. » Voillemier s'explique avec détails sur les diverses conditions *de la claudication;* mais il ne va pas jusqu'à déterminer le traitement à organiser. Il ne paraît pas songer à la rééducation de la marche.

Il semble avoir été arrêté brusquement dans son étude scientifique vers la vérité, qui est le but de la chirurgie : guérir l'infirmité.

Voillemier paraît s'être arrêté, comme s'il avait heurté sans ménagement la grosse objection, qui est *la douleur*. Il connaît, en effet, « des cas, où *la*

1. « Si, au lieu d'être ankylosés, dit L. Voillemier, les os sont maintenus dans la flexion ou l'extension par *une maladie des liens qui unissent les leviers*, ou par une altération des puissances qui les meuvent ; qu'il y ait ossification des ligaments, *rétraction* ou *contracture des muscles*, peu importe ; du moment qu'un membre sera privé de ses mouvements de flexion ou d'extension, il sera tantôt trop court, tantôt trop long. *Le résultat est identique, quelle que soit la cause de la rétraction du membre.* » (pp. 147-148). — Ailleurs (p. 176) il attribue au rhumastisme la rétraction des muscles.

claudication n'a d'autre cause que la douleur pendant la marche.

» Que le siège en soit dans les os, les articulations, les muscles, la peau, etc., peu importe [1]. Dans les différents mouvements qu'exige la marche, il y a douleur; cette douleur entraîne une gêne des mouvements; et il y a claudication.

» Il semble, au premier abord, que l'on ne retrouve plus ici la condition, que nous avons donnée ici comme essentielle, de la claudication, l'inégalité de longueur des membres. Cependant elle existe [2], bien que moins facilement appréciable...

» Cette inégalité est, si l'on veut, le résultat de la volonté, de l'instinct [3]; mais elle n'en existe pas moins. Elle est le résultat d'une attitude momentanée; elle cessera avec la douleur; mais elle exis-

1. Cela importe, au contraire, beaucoup, puisque la meilleure thérapeutique a pour bases : l'étiologie et l'anatomie pathologique. (Guermonprez.)

2. Sur ce point, Voillemier a donc affirmé une vérité trop facile à méconnaître. — Il faut d'abord guérir la cause de la douleur. *Sublatâ causâ, tollitur effectus.* — Il faut ensuite corriger, par la rééducation du membre, et, au besoin, par des manœuvres d'extension, l'attitude vicieusement conservée par la *phobie de la douleur.*

3. Entre la volonté et l'instinct, il y a des luttes incessantes ; et c'est tantôt celui-ci, tantôt celle-là qui l'emporte. — L'instinct, qui fait craindre la douleur, abandonne à leur infirmité les convalescents d'un caractère pusillanime. — Au contraire, la volonté, soutenue par une énergie tenace, parvient à restituer toute la fonction des membres gravement compromis. Ling en est un exemple historique. Il en existe un autre exemple vivant : c'est le Commandant de l'une des écoles militaires de gymnastique et d'escrime les plus estimées en Europe. (Guermonprez.)

tera tout le temps que durera cette attitude, cette douleur [1]. »

Il y a là une illusion : (et Voillemier y revient p. 176), l'attitude vicieuse ne cesse *pas toujours* lorsque la douleur est disparue. On en a vu maintes preuves après les fractures graves des membres inférieurs.

Les modernes le savent parfaitement ; mais, au lieu d'y pourvoir par les soins méthodiques, ils font trop souvent l'abandon du convalescent à son infirmité ; l'explication est dans la multiplicité des surprises et des déceptions.

« C'est qu'il suffit du moindre accident pour changer [2] une attitude habituelle, dit L. Voillemier. Qu'une douleur vive survienne dans un os, une articulation, un muscle, et voilà la claudication la

1. « La preuve de ce que nous avançons se rencontre chaque jour, ajoute L. Voillemier. Quand un individu éprouve de la douleur dans la marche, il évite de porter alternativement le tronc sur l'un et l'autre membre ; et, autant que possible, il l'incline du côté sain. Aussi, mettez-le au repos dans la station debout et dites-lui de marcher : il fera toujours partir le membre malade le premier. C'est que, dans ce premier mouvement pour détacher le pied du sol, il lui faut reporter tout le poids du corps sur un seul membre ; et, *instinctivement*, il choisit pour cela le membre sain. — Il suffit donc d'observer de quel pied il partira pour savoir quel est le membre malade.

» Ce moyen de diagnostic est très utile chez les très jeunes enfants, qui boitent sans accuser une douleur dans un point précis, quand la maladie est à son début et ne se traduit encore que par de la faiblesse dans un des membres » (Voillemier).

2. L. Voillemier déduit de son étude une série de six règles. La sixième est courte. — « Dans la marche avec claudication, les deux membres ne supportent pas une égale part du poids du corps. — Ce fait, qui ressort déjà de l'inégalité de longueur des membres,

plus caractérisée notablement altérée dans sa forme. » — « Car, dit Hippocrate, c'est la lésion même, qui apprend aux boiteux à choisir l'attitude la plus commode pour leur conformation présente[1]. » Ce mot de l'auteur grec l'a beaucoup frappé, et Voillemier ne le perd jamais de vue, lorsqu'il fait l'exposé du traitement.

Il distingue trois cas : — 1° combattre la maladie qui peut amener la claudication ; et prévenir la claudication elle-même par un traitement approprié ; — 2° quand la claudication existe et se trouve liée à une lésion qui n'est pas sans remède, s'adresser à cette lésion ; — 3° suppléer par la prothèse à la claudication incurable.

Mais Voillemier ne connaissait pas les arthropathies juxta-fracturales. « Une fois la fracture consolidée, dit-il, la douleur disparue, tout rentrera dans l'ordre et la difformité cessera [2]. » Cependant il avait plusieurs notions d'importance fondamen-

est de la dernière évidence dans la marche de certains boiteux. Or, *c'est le membre sain, qui supporte la plus grande part du poids du tronc*, que ce membre soit le plus court, ou le plus long ; *c'est sur lui que les malades se reposent dans la station debout ;* c'est lui qu'ils prennent pour point d'appui pour commencer la marche, tandis qu'ils *avancent constamment le membre difforme le premier.* Examinez les traces que laissent, sur un sol mou, les pieds des boiteux : *les empreintes ne sont pas également profondes* et les plus profondes appartiennent généralement au membre sain. » (Voillemier).

1. L. Voillemier. *Clinique chirurgicale.* VII : de la claudication. Paris, 1862 ; p. 164.

2. Voillemier ajoute (p. 176) « que la fracture se consolide vicieusement... alors la claudication persiste avec la lésion organique dont elle est le symptôme. » C'est daté de 1844 ; mais il n'est plus temps d'en être là... !

tale, et il agissait en conséquence. — « Les ankyloses seront rompues, dit-il, les cals vicieux redressés ; les muscles rétractés seront allongés ou divisés, et les organes pourront recouvrer plus ou moins leurs fonctions perdues. »

Son erreur principale consiste à ne redouter la maladie, que, « si elle tend, par sa nature, à laisser après elle un raccourcissement du membre. » C'est par des bandages seulement qu'il lutte contre « la rétraction du tissu inodulaire [1]. »

Cependant Voillemier connaît des arthropathies lentes ; il les croit toujours rhumatismales ; mais il se souvient du danger de la rétraction et il enseigne d'exercer le membre, sans dire de quelle façon. — « Ce n'est plus ici, dit-il, contre la tendance naturelle d'un tissu nouveau qu'il faut lutter, c'est contre la position que prend *instinctivement* le blessé pour mettre dans le plus grand relâchement possible les organes malades.

---

1. « Le traitement doit alors être dirigé, non seulement contre les symptômes primitifs, mais encore contre les effets secondaires. Ainsi, dans les plaies profondes qui portent sur les extenseurs, le membre devra être maintenu dans l'extension forcée ; et la réunion devra être assurée par les moyens les plus actifs, afin d'éviter que le tissu intermédiaire, qui doit unir les parties divisées, ne conserve une trop grande épaisseur. » Et L. Voillemier fait valoir le bandage de J. L. Petit pour la rupture du tendon d'Achille et les griffes de Malgaigne pour la fracture de la rotule...

« Si la plaie porte sur les fléchisseurs et qu'il y ait perte de substance, aux considérations précédentes, il faut en ajouter une autre, *le danger de la rétraction*. C'est pour le chirurgien une nouvelle raison d'exercer le membre, aussitôt que l'état de la cicatrice le permet, et de s'opposer, au moyen d'attelles placées sur la face opposée, à la rétraction du tissu inodulaire. » (Voillemier.)

» Enfin, si le plus puissant de tous les remèdes, que l'on puisse opposer aux arthrites chroniques est l'immobilité absolue, il faut se hâter, dès que la douleur a disparu, d'imprimer aux articulations des mouvements graduels, afin d'éviter leur ankylose et, par suite, la claudication, lorsque l'affection siège aux membres inférieurs [1]. »

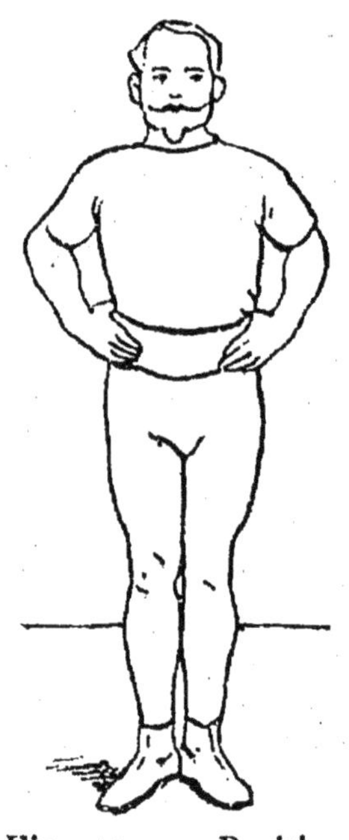

Fig. 31. — Position initiale, mains aux hanches. (*Règlement militaire sur l'instruction de la gymnastique.* Paris, 1904; p. 30.)

L. Voillemier a donc formulé une indication très nette ; mais il n'a pas donné le moyen d'y répondre.

Nombreux sont les contemporains qui en sont restés au même point que Voillemier.

D'autres se sont intéressés à ce problème ; et les Suédois y ont certainement contribué plus que les chirurgiens des autres pays.

On l'a vu plus haut, les premiers mouvements à communiquer doivent être exonérés du poids du corps. Il faut donc faire mouvoir les membres inférieurs, pendant le décubitus dorsal, ou pendant la station assise, comme on le voit faire par les très jeunes enfants, qui se livrent aux mouvements de l'instinct, soit

1. Voillemier ; p. 178.

dans leur berceau, soit dans leur premier fauteuil.

Toujours, il faut venir en aide aux premiers mouvements du convalescent de fracture. La bonne méthode consiste à faire successivement tous les mouvements, ceux des orteils, ceux du pied, du cou

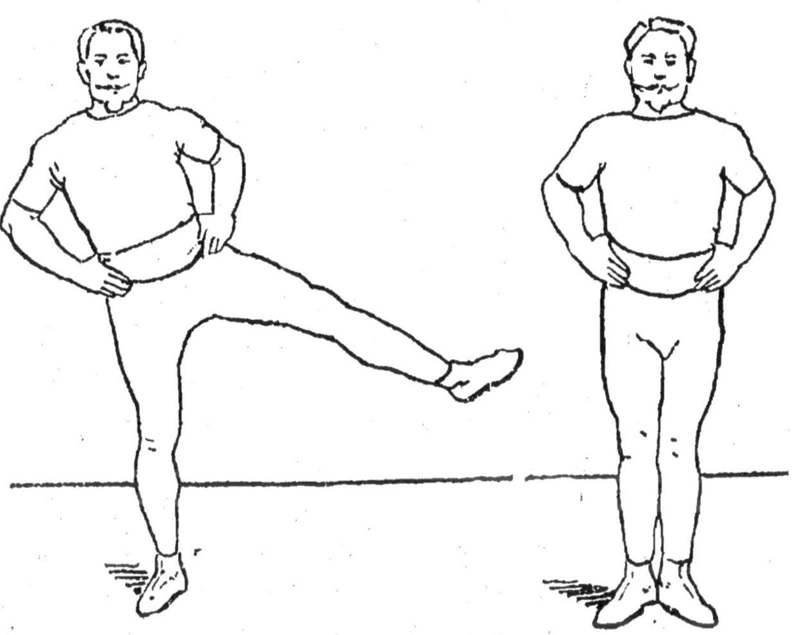

Fig. 32. — 1 : élever le pied gauche latéralement, la jambe tendue, le pied dans le prolongement de la jambe. (*R. mil. gymn.* ; p. 30.)

Fig. 33. — 2 : replacer le pied à terre. (*R. mil. gym.*; p. 30.)

de pied, ceux du genou et ceux de la hanche. Selon les circonstances, il vaut mieux commencer par la périphérie, ou bien, au contraire, par la racine du membre.

Plus tard, le convalescent fait des exercices de mobilisation dans la station debout, mais en s'appuyant sur deux meubles symétriques, latéralement placés, comme seraient deux barres parallèles disposées à hauteur d'appui.

Encore plus tard, le temps vient de confier le convalescent à un gymnaste patient et expérimenté.

La préoccupation du gymnaste est différente lorsqu'il s'agit d'exécuter les mouvements des jambes : la difficulté consiste à sauvegarder constamment l'équilibre, tout en conduisant le mouvement lentement et jusqu'à son achèvement réel.

Pour en juger, il faut faire le mouvement d'abduction et adduction des membres inférieurs avec extension des genoux ; ce que le règlement militaire français appelle « élévation latérale de la jambe tendue ».

La position initiale est celle des mains aux hanches. — Le mouvement s'exécute en deux temps : — 1° élever le pied gauche latéralement, la jambe tendue, le pied dans le prolongement de la jambe ; — 2° replacer le pied à terre. — Ensuite, on fait le même mouvement en élevant le pied droit. — Il est recommandé de porter légèrement le corps du côté opposé à la jambe levée.

M. Ch. Vuillemin fait exécuter ce mouvement avec un soin très précis. — 1° Debout, les pieds rapprochés, les coudes aux corps et les mains appuyées sur une corde, ou sur une barre horizontale tendue à la hauteur du menton, porter le poids du corps sur le pied gauche, détacher le pied droit du sol et le porter lentement et, le plus possible, directement en dehors et en haut, en contractant énergiquement tout le membre inférieur droit et en le maintenant toujours dans la rectitude.— 2° Ramener le membre droit contre le gauche avec la même énergie et poser le pied sur le sol. — Exécuter le même mouvement, et dans les mêmes conditions avec le membre inférieur gauche, tandis que le poids du corps repose sur le pied droit [1]. — Lorsque l'entraînement est devenu suffisant, il n'est plus nécessaire d'observer le rythme de lenteur.

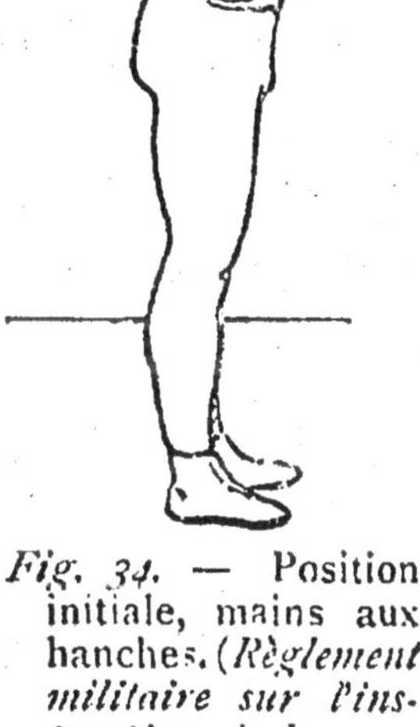

Fig. 34. — Position initiale, mains aux hanches. (*Règlement militaire sur l'instruction de la gymnastique.* Paris, 1904; p. 30.)

Après les arthropathies de la hanche et les fractures de cuisse, le geste le plus difficile à obtenir est celui de « l'élévation en arrière de la jambe tendue ».

La position initiale est encore celle des mains aux hanches. — Le mouvement se fait lentement, avec énergie et en deux temps : — 1° porter le pied gauche en arrière, la jambe tendue, le pied dans le prolongement de la jambe ;

1. Ch. Vuillemin, *l. c.;* pp. 81-82.

— 2° replacer le pied à terre; — exécuter le même mouvement de la jambe droite.

Le règlement militaire français se borne à indiquer de pencher légèrement le corps en avant, en portant la jambe en arrière. M. Ch. Vuillemin,

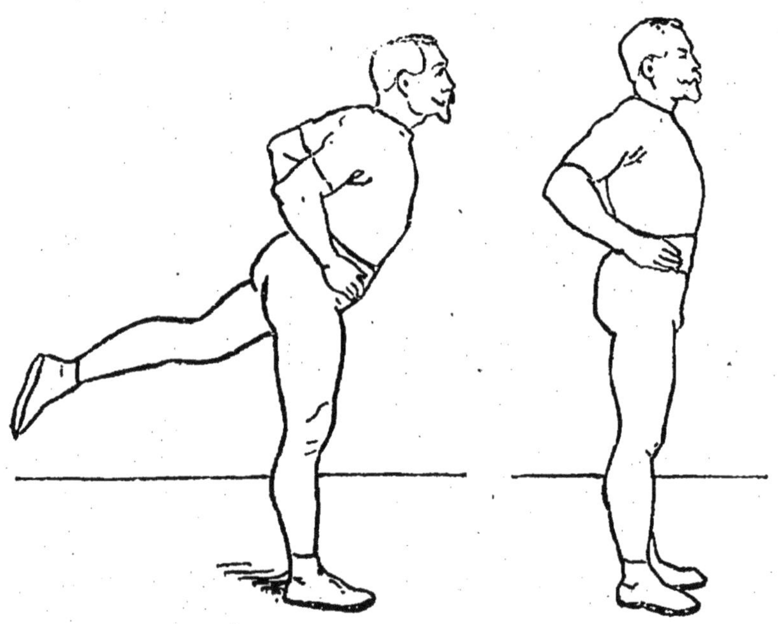

Fig. 35. — 1 : porter le pied gauche en arrière, la jambe tendue, le pied dans le prolongement de la jambe. (*R. mil. gym.* ; p. 30.)

Fig. 36. — 2 : replacer le pied à terre. (*R. mil. gymn.* ; p. 30.)

qui écrit pour des gymnastes moins choisis, commence par donner aux débutants un appui pour les mains, au moyen de la corde, ou de la barre horizontale placée à la hauteur du menton. Plus tard, il obtient que le gymnaste, mieux formé, prenne équilibre sur un pied et qu'il continue dans les mêmes conditions, et pendant une ou deux minutes, à mouvoir alternativement l'un, puis l'autre des deux membres inférieurs : toujours ces mouvements doivent être très étendus.

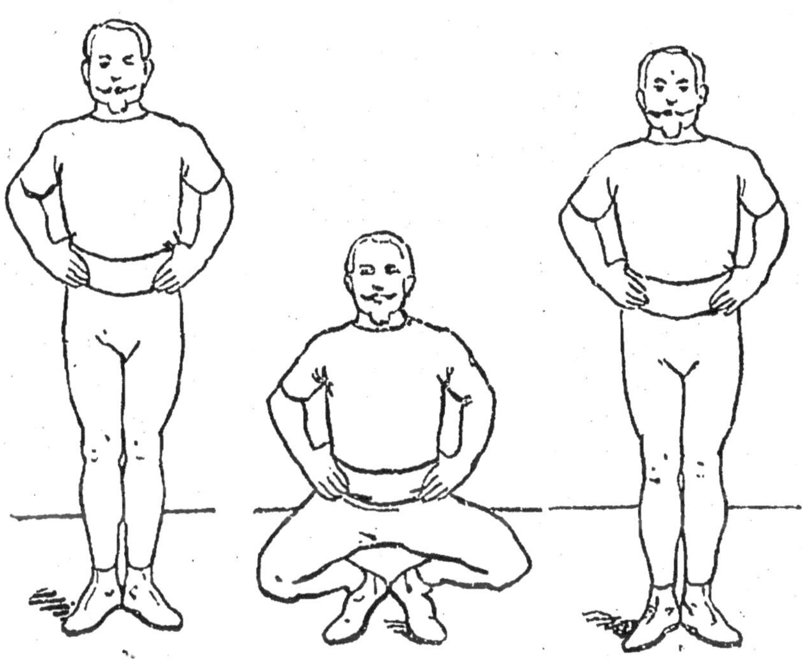

Fig. 37. — Position initiale, mains aux hanches. (*Règlement militaire sur l'instruction de la gymnastique.* Paris, 1904 ; p. 32.)

Fig. 38. — 1 : abaisser le corps sur la pointe des pieds, les talons joints, les pieds ouverts, les genoux écartés. (*R. mil. gymn.* ; p. 32.)

Fig. 39. — 2 : se relever, le corps droit, les talons joints. (*R. mil. gymn.* ; p. 32.)

Pendant la convalescence des fractures des membres inférieurs, l'exercice le plus facilement accepté est d'ordinaire celui de « flexion des extrémités inférieures, avec les genoux écartés ou joints » ;

mais il ne rend service qu'à la condition d'être exactement critiqué par l'instructeur.

Le règlement militaire français se borne à le décrire en deux temps : — la position initiale est celle des mains aux hanches ; — 1° abaisser le corps sur la pointe des pieds, les talons joints ; — 2° se relever, le corps droit, les talons joints. — On peut exécuter cet exercice, pieds ouverts, genoux écartés, ou bien pieds joints, genoux réunis. On peut aussi avoir pour position initiale les bras tendus horizontalement et parallèlement.

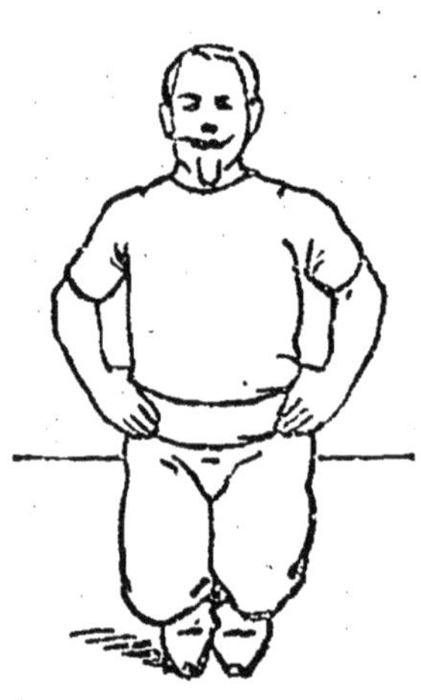

Fig. 40. — 1 : abaisser le corps sur la pointe des pieds, les talons joints, les pieds joints, les genoux réunis. (*R. mil. gymn.* Paris, 1904 ; p. 32.)

M. Ch. Vuillemin indique de poser les pieds écartés et il recommande, pour le premier temps, de fléchir lentement toutes les articulations des membres inférieurs, en maintenant le haut du corps aussi droit que possible et d'accentuer la flexion des cuisses, des genoux et des pieds, de manière à faire porter tout le poids du corps sur la pointe des pieds. Dans le second temps, il recommande de se redresser lentement, dans le même plan vertical et d'étendre énergiquement toutes les articulations jusqu'à s'élever sur la pointe des pieds.

Auprès des convalescents de fractures des membres inférieurs, l'exécution de ce mouvement est toujours difficile : l'instructeur a besoin d'en surveiller chaque détail, d'en faire la critique et surtout de recommencer avec patience en corrigeant les défectuosités. Il faut tout d'abord obtenir que les épaules soient à la même hauteur et qu'elles soient maintenues dans cette symétrie pendant toutes les phases de l'exercice : c'est la principale ressource pour restituer le sens de l'équilibre.

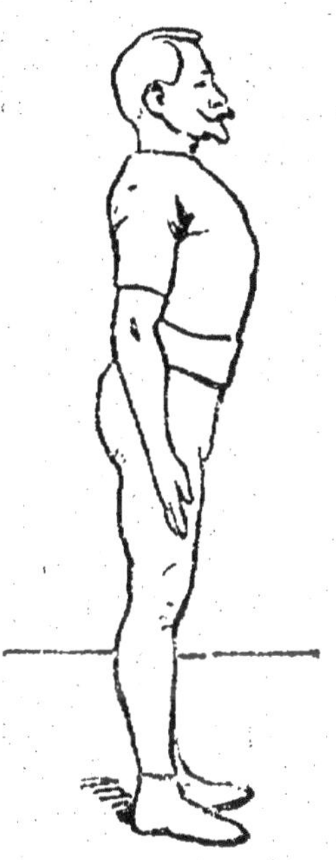

Fig. 41. — Position initiale. (*Règlem. milit. sur l'instruct. de la gymnastique.* Paris, 1904, p. 34.)

Il n'est cependant pas possible de faire abstraction de l'intimidation du convalescent, qui a peur de tomber : c'est pourquoi M. Guermonprez a l'habitude de placer le blessé à une distance de 30 centimètres d'une muraille, à laquelle il est toujours possible de s'adosser. Les premiers essais sont encore plus faciles à conduire, si le débutant repose les deux mains sur les dossiers de deux chaises parfaitement semblables, une à sa droite, l'autre à sa gauche.

Dans tous les cas, il faut éviter la monotonie ; et on ne fait pas de bonne gymnastique chirurgicale, si on n'apporte pas le délassement, que donne la variété. Chacun peut y fournir l'appoint d'un esprit ingénieux ; mais il y a de prétendues innovations, qui ne valent pas les indications données depuis longtemps.

A ce titre, on remarque dans le règlement militaire français le mouvement de « fente en avant

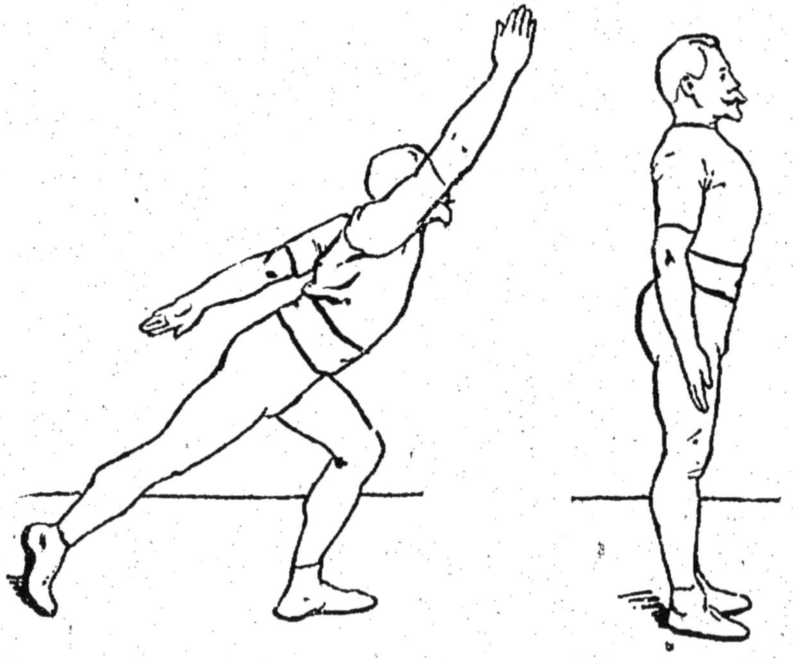

Fig. 42. — 1 : se fendre en avant de la jambe gauche, le talon droit levé ; élever en même temps le bras droit, en portant le bras gauche en arrière. (*R. mil. gymn.* ; p. 34.)

Fig. 43. — 2 : rassembler en arrière en ramenant les bras à leur position initiale. (*R. mil. gym.* ; p. 34.)

avec élévation d'un bras ». S'il est bien mené, il harmonise, en un seul geste, le sens de l'équilibre, la fonction respiratoire et l'assouplissement des quatre membres.

La position initiale est celle du soldat sans armes. — Le règlement prescrit de faire le mouvement en deux temps : — 1° se fendre en avant de la jambe gauche, le talon droit élevé ; élever en même temps le bras droit, en portant le bras gauche en arrière ; — 2° rassembler en arrière, en ramenant les bras à leur position initiale.

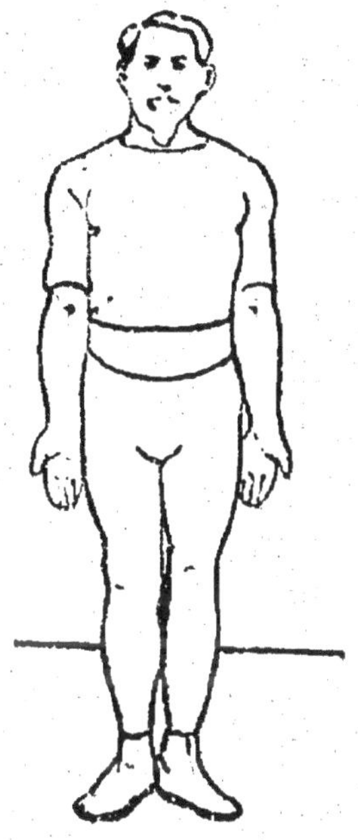

Fig. 44. — Position initiale. (*Règlem. milit. sur l'instruct. de la gymnastique*. Paris, 1904 ; p. 34.)

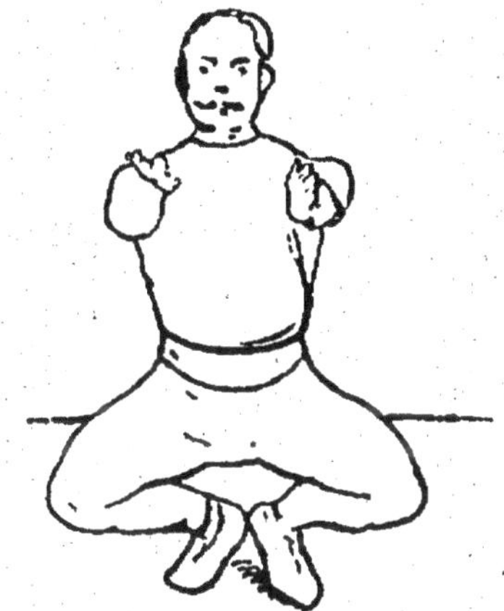

Fig. 45 — 1 : abaisser le corps sur la pointe des pieds, en fléchissant les jambes et en portant les bras tendus en avant à la position horizontale. (*R. mil. gymn.* ; p. 34.)

Il ne faut pas se le dissimuler, un convalescent n'exécute pas sans peine le mouvement, qui met tant de muscles en cause. Il le fait trop souvent avec gaucherie. C'est donc une ressource, qui n'est pas la principale, surtout lorsqu'on observe la recommandation réglementaire d'élever le bras le plus haut possible et de porter le bras opposé le plus en arrière possible.

On obtient plus correctement le mouvement qui combine la « flexion des extrémités inférieures avec mouvement horizontal et latéral des bras ».

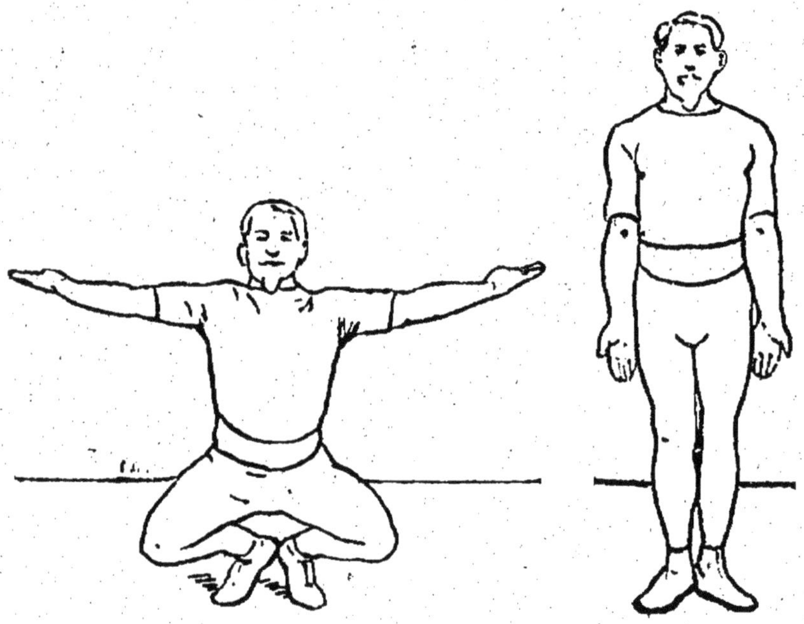

Fig. 46. — 2 : porter les bras latéralement, paumes des mains en dessus. (*R. mil. gymn.*; p. 34.)

Fig. 47. — 3 : se relever en abaissant les bras. (*R. mil. gym.*; p. 34.)

Le règlement militaire français simplifie ce mouvement autant qu'il le peut. La position initiale est la plus commune, celle du soldat sans armes. — Tout se passe en trois temps : — 1° abaisser le corps sur la pointe des pieds, en fléchissant les jambes et en portant les bras tendus en avant à la position horizontale ; — 2° porter les bras latéralement, les paumes des mains en dessus ; — 3° se relever, en abaissant les bras.

On peut faire ce mouvement en portant les bras verticalement (et non horizontalement), au temps 2. — Le règlement fait exécuter l'exercice, pieds ouverts, genoux écartés, ou bien pieds joints, genoux réunis ; mais il est plus facile de placer les talons à 15-20 centimètres l'un de l'autre et de tourner les pieds, sans aller jusqu'à l'angle droit, pour donner une meilleure base de sustentation, c'est-à-dire pour faciliter l'équilibre. — A mesure que le convalescent s'améliore, on augmente les difficultés de l'équilibre, non pour le troubler, mais, au contraire, afin de lui donner une démonstration des phases d'une consolidation qui augmente sa confiance dans ses propres membres et de le rassurer jusqu'à le rapprocher du fonctionnement normal.

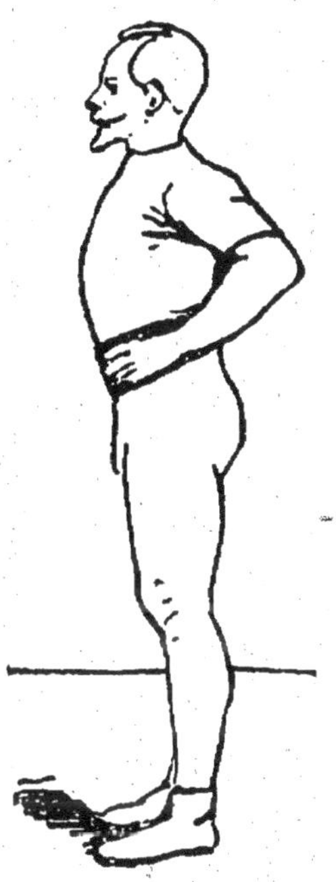

Fig. 48. — Position initiale, mains aux hanches. (*Règlement milit. sur l'instruction de la gymnast.* Paris, 1904 ; p. 29.)

Pour toutes les fractures du membre inférieur, il y a un mouvement difficile à réaliser ; c'est celui de « l'élévation en avant de la jambe tendue ». Il faut le réserver pour la fin de la convalescence et en conduire les séances avec des ménagements suffisants.

Le règlement militaire donne pour position initiale l'attitude des mains aux hanches ; et il fait exécuter le mouvement en deux temps : — 1° éle-

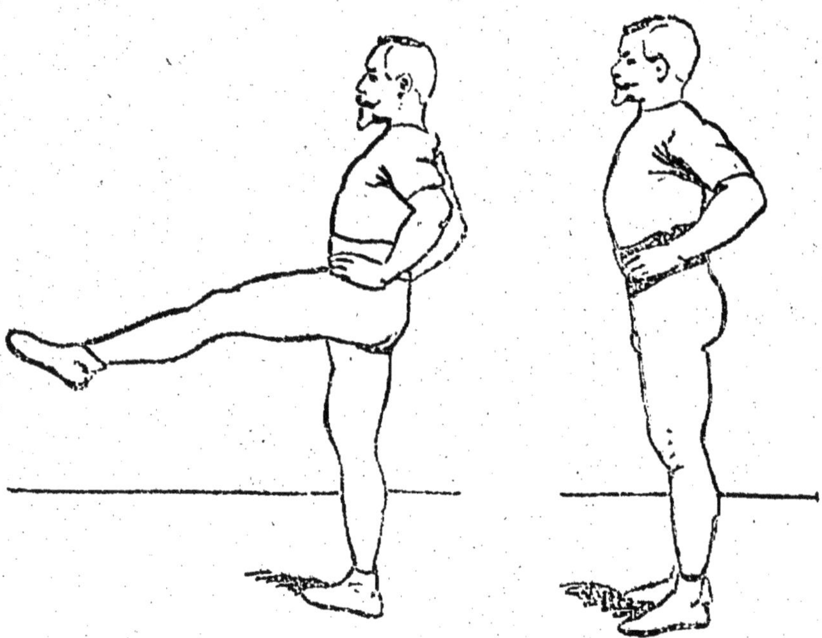

Fig. 49. — 1 : élever le pied gauche en avant, la jambe tendue, le pied dans le prolongement de la jambe. (*R. mil. gymn.* ; p. 29.).

Fig. 50. — 2 : replacer le pied à terre. (*R. mil. gymn.* ; p. 29.)

ver le pied gauche en avant, la jambe tendue, le pied dans le prolongement de la jambe ; — 2° replacer le pied à terre ; — faire ensuite le mouvement similaire de la jambe droite ; puis les renouveler en alternant. — Il est recommandé de porter légèrement le corps en arrière, sans plier la jambe d'appui et sans baisser la tête. Au début, le pied n'est pas élevé très haut ; et l'effort est réellement pénible. C'est pourquoi, il ne faut pas multiplier inconsidérément le nombre des efforts.

A la faveur des précautions raisonnables, on obtient, par ce moyen, une puissante reconstitution du quadriceps fémoral, dans toutes les circonstances, où l'amyotrophie de ce muscle n'est pas devenue trop ancienne.

Pour éviter l'ennui, il est souvent utile de décomposer le mouvement, selon que l'indique M. Ch. Vuillemin, qui se borne, lui aussi, à le décrire en deux temps : — 1° debout, les pieds rapprochés en équerre, le corps droit, les coudes au corps, et les mains appuyées sur une corde ou une barre horizontale tendue à la hauteur du menton ; se tenir en équilibre sur le pied gauche ; détacher le pied droit du sol, en fléchissant au *maximum* tous les segments du membre inférieur droit, le pied sur la jambe, la jambe sur la cuisse et la cuisse sur le bassin. — 2° Etendre lentement et énergiquement toutes les articulations, en portant le membre presque horizontalement en avant, puis en bas, et enfin poser le pied droit sur le sol de la pointe au talon et le ramener près du pied gauche [1]. — Répéter le

1. Ch. Vuillemin, *l. c.*; pp. 77-79. « Ces mouvements peuvent être accélérés avec l'habitude, ajoute le même auteur ; mais ils doivent toujours être très étendus.

» Pour les rendre plus difficiles, et en même temps pour apprendre les équilibres, on peut les exécuter en s'élevant sur la pointe du pied qui pose sur le sol, ou en supprimant la barre, ou la corde d'appui, et en posant les mains sur les hanches. »

même mouvement avec le membre inférieur gauche en prenant équilibre sur le pied droit. — Et continuer dans les mêmes conditions, et pendant une à deux minutes, à mouvoir alternativement chaque membre inférieur.

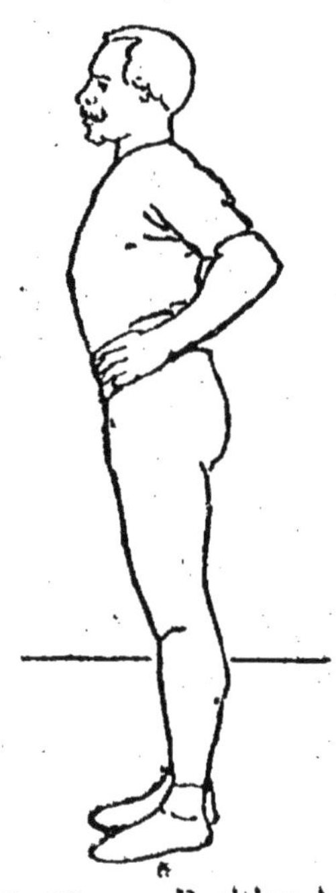

Fig. 51. — Position initiale, mains aux hanches. (*Règlement militaire sur l'instruction de la gymnastique.* Paris, 1904 ; p. 31.)

Le règlement militaire français prévoit, lui aussi, la décomposition de ce mouvement du membre inférieur, lequel est dénommé « élévation de la cuisse en avant, flexion et extension de la jambe ». — La position initiale est encore celle des mains aux hanches. — Le mouvement se décompose en quatre temps : — 1° élever le genou gauche en avant, la jambe fléchie, la pointe du pied baissée ; — 2° étendre la jambe dans le prolongement de la cuisse ; — 3° ramener la jambe à la position 1 ; — 4° reprendre la position initiale. — Continuer le mouvement en élevant le genou droit ; et ainsi alternativement. — Il est recommandé au temps 2 de porter légèrement le corps en arrière.

Ce mouvement décomposé peut encore trouver un utile complément dans le geste de l'abduction ;

mais il n'est pas toujours possible d'y parvenir. C'est une privation constante, ou presque constante pour les blessés convalescents de fracture du col du fémur.

Dans le règlement militaire, ce mouvement est

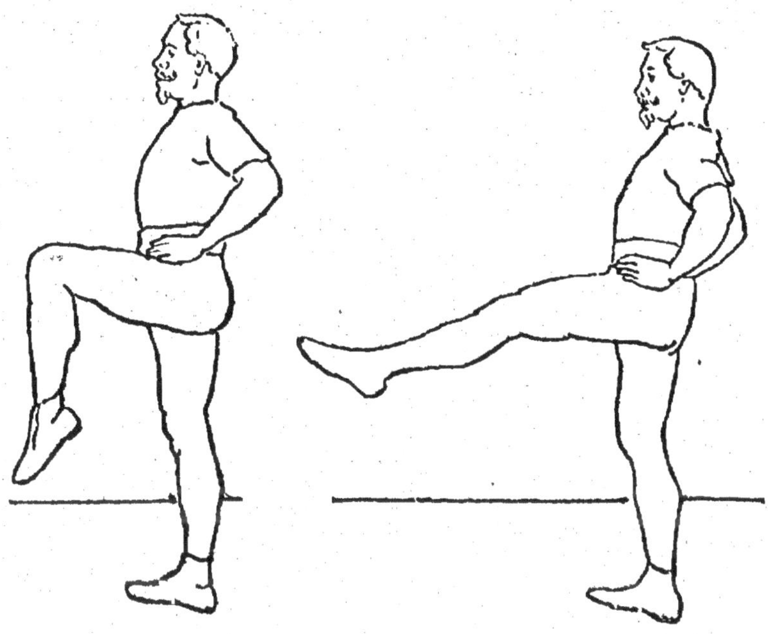

Fig. 52. — 1 : élever le genou gauche en avant, la jambe fléchie, la pointe du pied baissée. (*R. mil. gymn.* ; p. 31.)

Fig. 53. — 2 : étendre la jambe dans le prolongement de la cuisse. (*R. mil. gymn.* ; p. 31.)

appelé « élévation en avant et écartement latéral de la jambe tendue ».

La position initiale est équilibrée par les mains aux hanches. — Le mouvement est accompli en trois temps : — 1° élever la jambe gauche tendue en avant à la position horizontale ; — 2° la porter à la position latérale, sans l'abaisser ; — 3° abaisser la jambe latéralement. — Continuer le mouvement en élevant la jambe droite selon les mêmes temps et ainsi alternativement pour chaque côté.

Conçus dans cet esprit, les exercices de mobi-

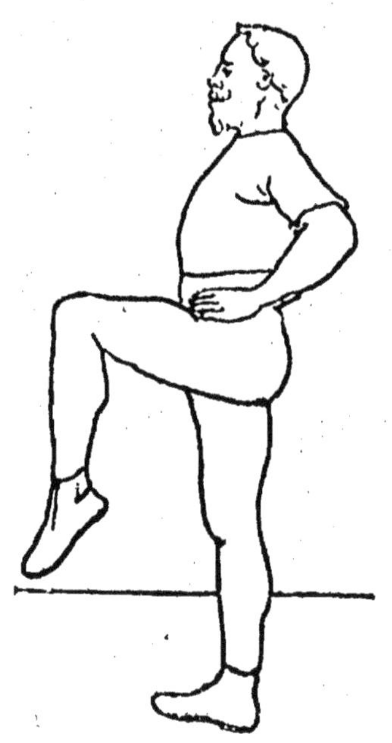

Fig. 54. — 3 : Ramener la jambe à la position 1. (*R. mil. gymn.*; p. 31.)

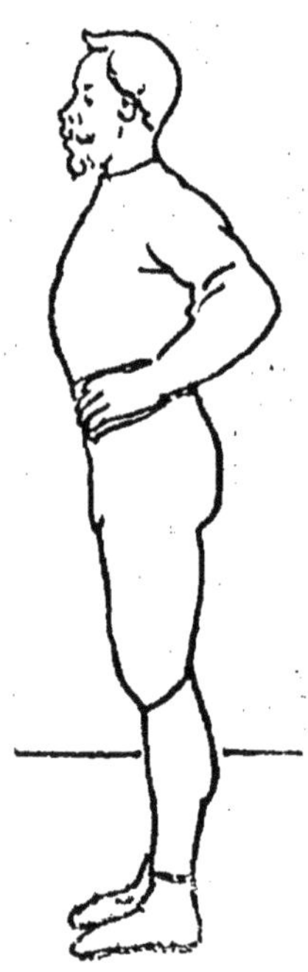

Fig. 55. — 4 : reprendre la position initiale. (*R. mil. gymn.*; p. 31.)

lisation des membres inférieurs sont parfois rangés par les gymnastes dans une autre catégorie, celle des exercices d'équilibre, ou bien encore dans celle des moyens d'assouplissement et de réconfort de la colonne vertébrale. On en trouve une description exacte dans la méthode de gymnastique éducative de M. le capitaine-commandant Lefebure.

L'exercice est défini « bras levés, extension dorsale, flexion et extension alternative des jambes. »

Il est préférable de l'exécuter au moyen de l'es-

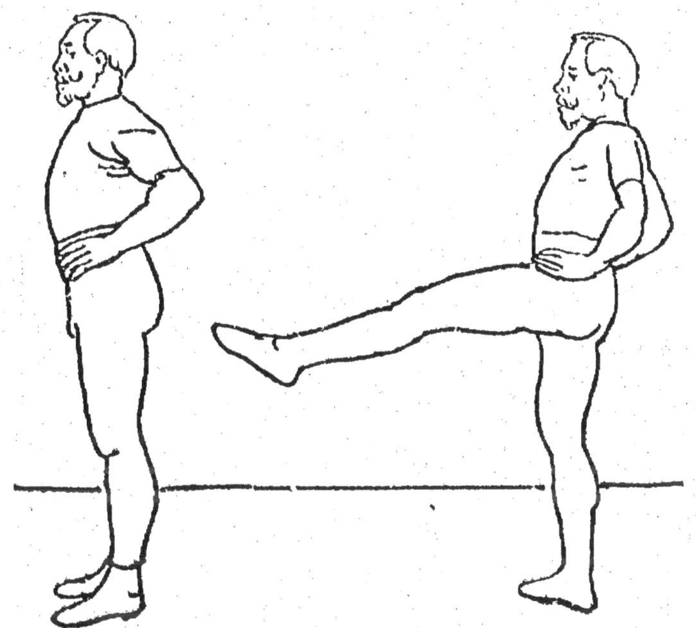

Fig. 56. — Position initiale, mains aux hanches (*Règlement milit. sur l'instruct. de la gymnastique.* Paris, 1904 ; p. 31.)

Fig. 57. — 1 : élever la jambe gauche tendue en avant à la position horizontale. (*R. mil. gymn.*; p. 31.)

palier simple ; mais « à défaut d'engin, les exercices d'extension dorsale peuvent être exécutés en se servant de l'appui offert par un aide [1]. »

1. Capitaine-commandant Lefebure. *Méthode de gymnastique éducative*, cours professé à l'école normale de gymnastique et d'escrime. Bruxelles, 1905 ; p. 67.

Pour bien mener la rééducation de la fonction des membres inférieurs, il faut se maintenir sans cesse à la recherche de l'équilibre. Or, « les mouvements d'extension dorsale ont pour but principal de redresser la colonne vertébrale, en contractant

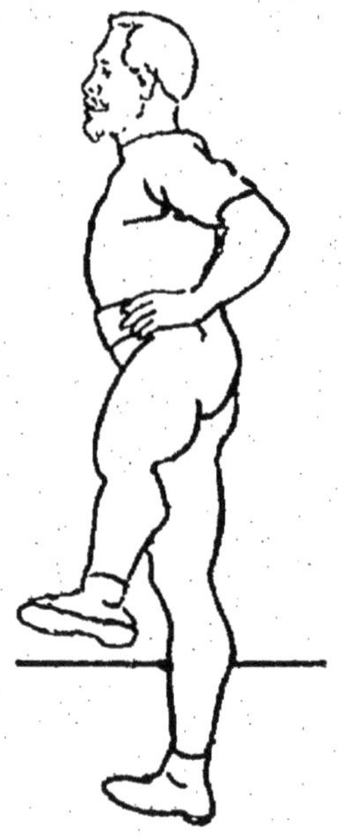

Fig. 58. — 2 : la porter à la position latérale sans l'abaisser. (*R. mil. gym.*; p. 31.)

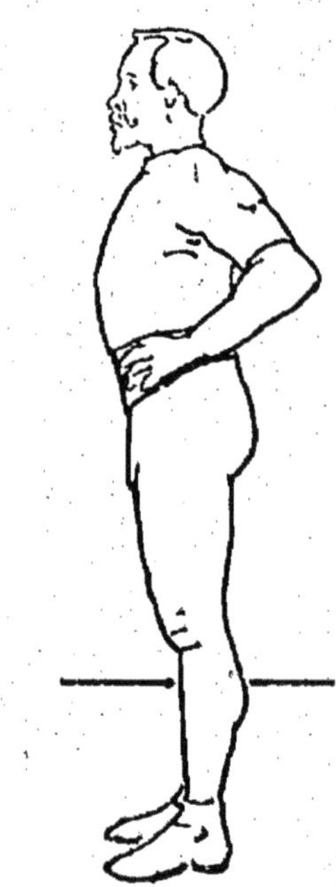

Fig. 59. — 3 : abaisser la jambe latéralement. (*R. mil. gym.*; p. 31.)

énergiquement et simultanément les muscles dorsaux et ceux de la face antérieure du corps. Leur influence est grande sur l'attitude générale du corps et sur le développement de la poitrine [1]. »

1. Cap. com. Lefebure ; *l. c.*; p. 64.

« L'exécution effective de l'extension dorsale exige, dit le même auteur, que le centre de gravité du corps soit porté en arrière de la

Pour exécuter l'exercice, les gymnastes sont rangés le dos tourné vers l'appui ; ils prennent la position initiale des bras levés. — 1 : (à l'espalier simple), «empoigner, avec les ongles placés vers le haut, l'échelon immédiatement inférieur à celui qui

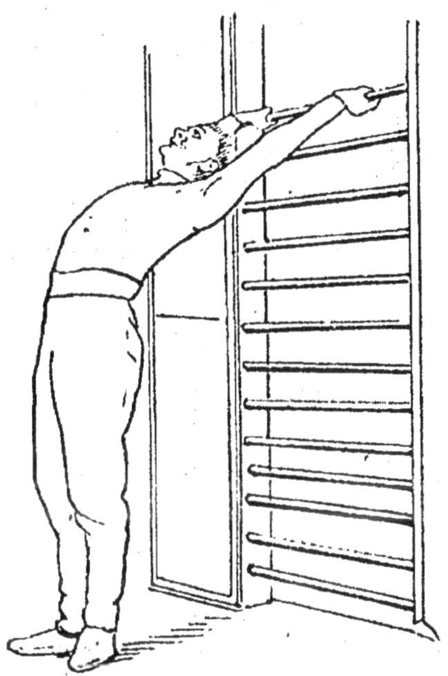

Fig. 60. — Positon initiale à l'espalier : bras levés, extension dorsale. (Cap.-com. Lefebure. *Méth. gymn. éducative.* Bruxelles, 1905 ; p. 65.)

a été touché par les doigts, lors de l'inclinaison du corps en arrière ; — 2 : étendre le corps, en l'inclinant lentement vers l'arrière, jusqu'à ce que les

base de sustentation. Les gymnastes s'éloignent progressivement d'un demi à un pas d'un appui pris en arrière, au moyen des bras étendus vers le haut, (espalier, poutre, mur, etc.,) et sans dépasser

mains, écartées de la largeur des épaules, rencontrent l'appui. Arcbouter le corps depuis les pieds jusqu'à l'extrémité des bras, en une courbe régulière, les jarrets tendus, les hanches maintenues en arrière de la base de sustentation, la poitrine projetée en avant des bras étendus prolongeant la courbure du tronc et de la tête, le regard dirigé obliquement vers le haut ; — 3 : redresser le corps verticalement, en accentuant momentanément l'appui des mains sur l'engin, les bras restant levés ; » — 4 : reprendre la position de repos [1].

Pour bien conduire l'éducation de l'équilibre et celle de la fonction des membres inférieurs, il ne faut point passer d'emblée à l'exercice de flexion et extension alternative des jambes.

La *méthode de gymnastique éducative* de M. le com. Lefebure énumère une série de phases successives, par des mouvements de plus en plus proches de la fonction complète. Ce sont : — d'abord, « bras levés, extension dorsale ; élévation sur la pointe des pieds » ; — puis, « station écartée, bras levés, extension dorsale ; élévation sur la

jamais l'inclinaison horizontale du tronc vers l'arrière, afin d'éviter le creusement exagéré des reins.

» Il convient de terminer le mouvement d'extension dorsale par la grande flexion du tronc en avant, les bras levés, afin de décontracter complètement les muscles dorsaux. » (Cap.-com. Lefebure. *l. c* ; p. 64.)

1. Pour observer la progression d'une séance à la suivante, il faut s'éloigner progressivement, jusqu'à un pas de l'appui.

pointe des pieds » ; — ensuite, « bras levés, extension dorsale ; élévation alternative des genoux » ; — enfin, « bras levés, extension dorsale ; élévation alternative des jambes [1] ».

La position initiale est celle que montre la figure 60.

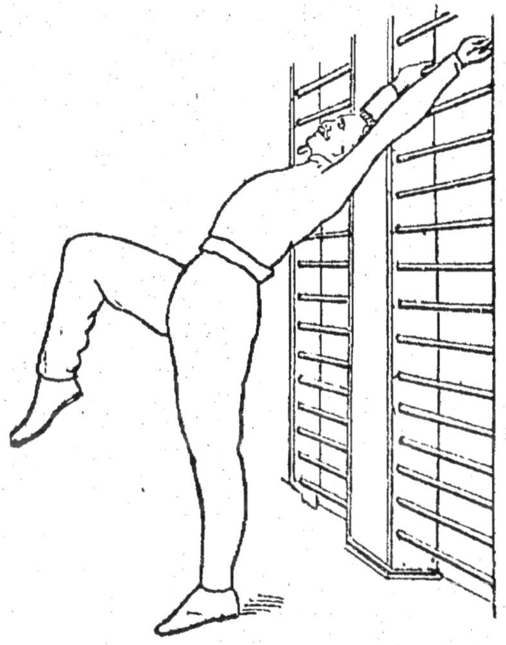

Fig. 61. — 1 : élever le genou droit, la cuisse placée horizontalement. (Lefebure. 1905 ; p. 66.)

Au temps 1, élever le genou droit, la cuisse placée horizontalement. — M. Lefebure explique : « porter le poids du corps sur la jambe gauche ;

1. Chacun de ces mouvements est décrit avec précision par M. le cap.-com. Lefebure. *l. c.*; pp. 65 à 67.

élever ensuite lentement le genou droit fléchi, aussi haut que possible, la jambe ainsi que la pointe du pied dirigés vers le sol ; les bras également tendus, le corps éloigné de l'engin et conservant son maintien initial. »

Au temps 2, tendre lentement la jambe droite

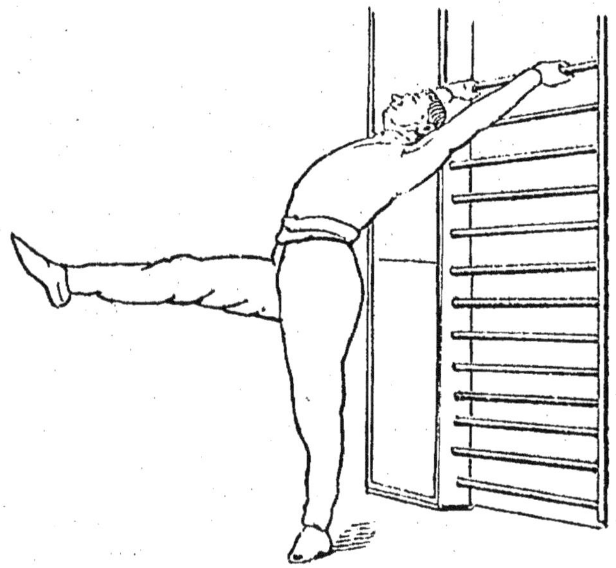

Fig. 62. — 2 : tendre lentement la jambe droite, sans baisser le genou. (Lefebure. 1905 ; p. 66.)

horizontalement, sans baisser le genou. — M. Lefebure recommande de ne pas dépasser la position horizontale et de tenir le pied tourné en dehors.

Au temps 3, fléchir la jambe sans baisser le genou.

Au temps 4, reprendre la position initiale.

A défaut d'engin, les exercices d'extension dorsale peuvent être exécutés en se servant de l'appui offert par un aide. Les files sont formées, au préalable, à la distance prescrite ; l'instructeur termine le commandement d'avertissement par l'indication : « second rang pour appui à un demi-pas (ou à un pas !» — 1 : « bras levés ! » Les aides prennent la station avancée du pied gauche, les bras tendus obliquement vers le haut et écartés de la largeur des épaules ; — 2 : « étendez ! » Les aides ont à recevoir les poignets des gymnastes entre le pouce et l'index de chaque main ; — 3 : « redressez ! » Les aides ont à faciliter le redressement des gymnastes au moyen d'une légère impulsion vers l'avant ; — 4 : « fixe ! » reprendre la position [1].

L'appui offert par les aides, pour l'exécution des extensions dorsales, est rendu plus stable au moyen d'une canne ou du fusil tenu horizontalement ; (figure 63). — Lorsque le fusil sert d'appui, le mouvement dérivatif « grande flexion du tronc en avant » est exécuté avec le fusil en main. L'aide abandonne l'arme, au moment du redressement du corps du gymnaste. Celui-ci doit dépenser une plus grande vigueur, mais son équilibre n'en est que plus facile.

On peut exécuter avec les reins en appui les

1. Lefebure. *l. c.*; pp. 67-68. Pour exercer le second rang, on observe les indications des pages 32, 33 de la *Méthode*.

exercices de flexion du tronc en arrière et les extensions verticales des bras, le tronc étant fléchi en arrière. — L'instructeur ajoute au commandement d'avertissement l'indication : « en appui des reins ! » Les hommes appuient le bas des reins contre l'engin [1].

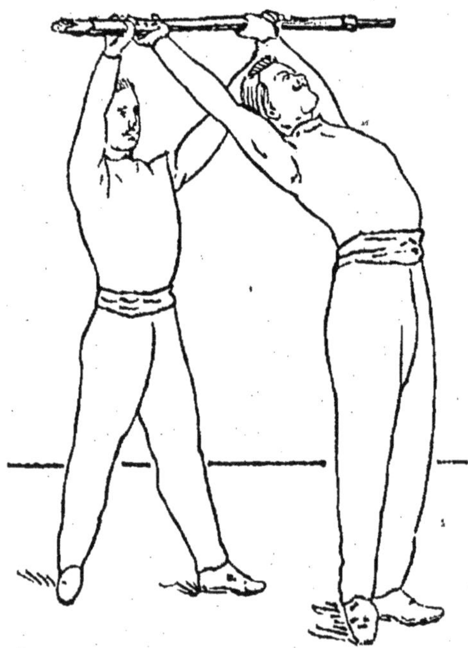

Fig. 63. — Bras levés ; extension dorsale avec appui au moyen d'une canne ou d'un fusil. (Cap.-com. Lefebure. *Méth. gymn. éducative*. Bruxelles, 1905 ; p. 68.)

Pour exécuter les mêmes exercices avec des aides, on place au préalable les hommes coude à coude sur un ou plusieurs rangs espacés. Ensuite on prend les dispositions utiles. Enfin l'instructeur fait suivre le commandement d'exécution de l'indication : « numéros impairs pour appui ! » (fig. 64.) Les aides prennent la position de fente en arrière, écartent les bras latéralement et appliquent leurs mains superposées à plat contre les reins des gymnastes, au moment où

1. L'engin est, en pareil cas, soit la *bomme* de la gymnastique suédoise, soit la poutre disposée à hauteur propice.

ceux-ci placent les mains aux épaules pour lever les bras [1]. »

On peut d'ailleurs varier les modes de réalisation de ces exercices.

Dans tous les pays, il en est de même ; et c'est

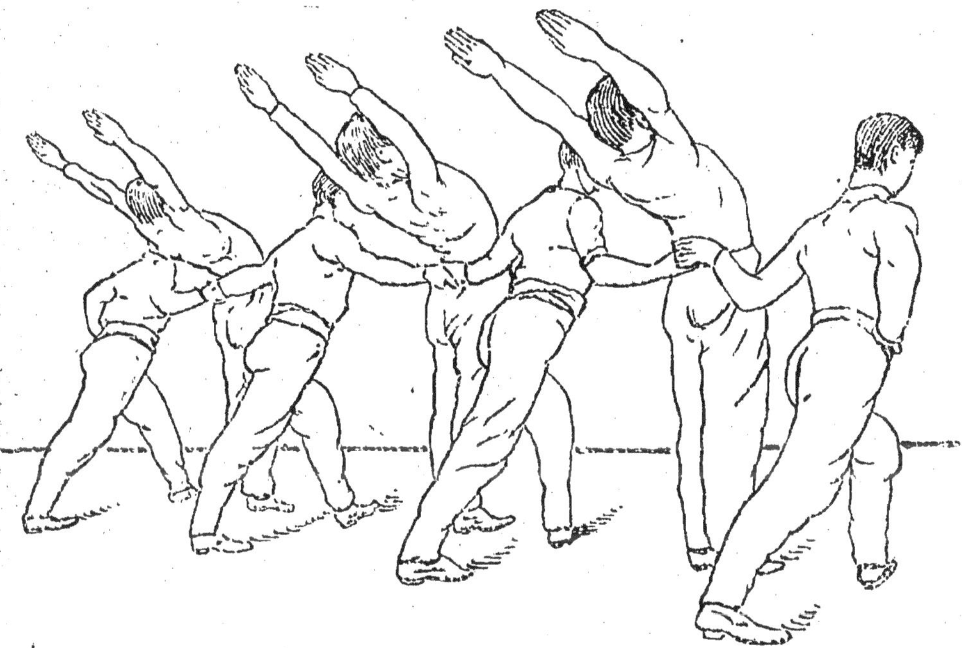

Fig. 64. — Flexion du tronc en arrière en appui des reins avec des aides. (Cap.-com. Lefebure, *Méth. de gymn. éducative*. Bruxelles, 1905 ; p. 68.)

pour ainsi dire instinctivement que les convalescents des fractures des membres inférieurs se préoccupent de leur besoin d'équilibre.

Par là ils sont amenés à solliciter des indications

1. Cap.-com. Lefebure. *Méthode de gymnastique éducative*. Bruxelles, 1905 ; p. 69.

et des conseils pour restituer à leur colonne vertébrale une souplesse et une résistance, auxquelles ils n'avaient point songé tout d'abord.

Nombreux sont les chirurgiens qui sont arrivés à cette conclusion, et M. Paul Michaux, de Paris, l'a écrit avec sincérité : « Il y aurait beaucoup à dire sur le rôle du gymnaste suédois.

» Une multitude d'affections [1] sont justiciables des pratiques du massage et d'exercices que les élèves des Instituts de gymnastique apprennent en Suède.

» Je me bornerai à en citer un seul exemple, celui des bons effets obtenus par cette méthode dans le traitement des scolioses ; et je me fais un devoir et un plaisir de remercier le professeur Kumlien des très beaux résultats qu'il a obtenus chez plusieurs jeunes malades, que je lui ai confiées.

» J'ai pu comparer chez plusieurs d'entre elles les résultats obtenus, manuellement et par l'exercice, à ceux que nous avaient donnés d'autres méthodes ; et je n'hésite pas à reconnaître la

---

1. M. Emile André énumère, parmi d'autres affections, les « maladies des articulations et des os : raideur, synovite, arthrite, hydarthrose, coxalgie, rhumatisme articulaire, luxation, entorse, *différents cas de fracture*, certains cas d'ankylose et quelques difformités, comme le pied plat, le pied bot, etc. » (*La gymnastique suédoise*, manuel de gymnastique rationnelle, à la portée de tous et à tout âge, d'après la méthode de L. G. Kumlien, médecin-gymnaste de Stockholm, professeur à Paris ; avec préfaces, par Hugues Le Roux et le Docteur Michaux. Paris, sans date ; p. 163.)

supériorité de ce redressement rationnel, si sagement gradué, si bien dirigé [1]. »

Il ne faut jamais l'oublier, le redressement de la colonne vertébrale n'est que trop souvent indiqué, parce qu'il est devenu *nécessaire*, après les fractures de jambe ou de cuisse.

Quel que soit le siège et l'importance du raccourcissement, il en résulte une perte de l'équilibre de l'axe du tronc. La ceinture pelvienne ne peut plus être horizontalement supportée, puisque les membres inférieurs sont devenus inégaux : la verticalité n'est donc plus possible pour la série des vertèbres. On voit les plus inférieures subir directement l'obliquité, qui commence la courbe fondamentale ; puis on reconnait plus haut la courbure de compensation, qui achève *la scoliose des boiteux*.

Qu'on ajoute un talon supplémentaire, c'est juste ; mais cette prothèse ne dispense pas de recommencer l'éducation de l'équilibre de l'axe du corps.

Rien ne peut remplacer la valeur de la gymnastique pour reconstituer l'équilibre dans la station debout et dans la marche. M. Lefebure l'a écrit sans exagération : « Les exercices d'équilibre ont une influence prépondérante sur la coordination des mouvements ; ils contribuent à discipliner et à pondérer le système nerveux qui les commande. La conservation de l'*équilibre général du corps*,

1. *Ibidem ;* préface ; pp. 21-22.

dans tous les exercices gymnastiques est une condition essentielle de leur exécution. [1] » — La gymnastique est l'unique ressource pour recommencer l'éducation de l'équilibre ; et c'est très délicat et vraiment difficile pendant la convalescence des fractures des membres inférieurs. Pour commencer, il faut recourir aux appuis indiqués par M. Ch. Vuillemin.

Puis on en vient aux équilibres sur le sol. M. Lefebure commence par l'exercice « mains aux hanches ; élévation alternative des genoux. » — Le mouvement s'exécute en deux temps. — 1 : porter le poids du corps sur le pied gauche, en déplaçant le moins possible les hanches latéralement ; élever en même temps le genou droit fléchi à angle droit, la cuisse horizontale, la pointe du pied baissée et tournée en dehors, ainsi que le genou ; le jarret gauche tendu, les reins cambrés, le corps d'aplomb, la tête droite et dégagée des épaules ; — 2 : reprendre la position initiale en posant le pied sur le sol par la pointe et sans frapper.

Quand cet exercice est suffisamment bien exécuté, on indique une autre position initiale, celle

1. Capitaine-commandant Lefebure. *Méthode de gymnastique éducative*, Bruxelles, 1905 ; page 91. « Les exercices d'équilibre proprement dits ont pour but de préparer les hommes à la faculté de conserver ou de reprendre leur équilibre, dans les circonstances les plus variées et les plus difficiles.

» Ils influent sur la correction de l'attitude générale du corps, et contribuent puissamment à donner au gymnaste le sang-froid, ainsi que l'aisance, la souplesse et la correction dans le maintien et dans la démarche » (Lefebure).

des mains à la nuque[1]; puis on augmente la vitesse de l'allure.

Ensuite, on fait le mouvement : « sur la pointe des pieds, les mains aux hanches ; élévation alternative des genoux ». — Dans le même but de la rééducation de l'équilibre, on fait le mouvement : « genou levé, mains aux hanches ; flexion et extension du pied» ; et on renouvelle cet exercice successivement du pied droit et du pied gauche.

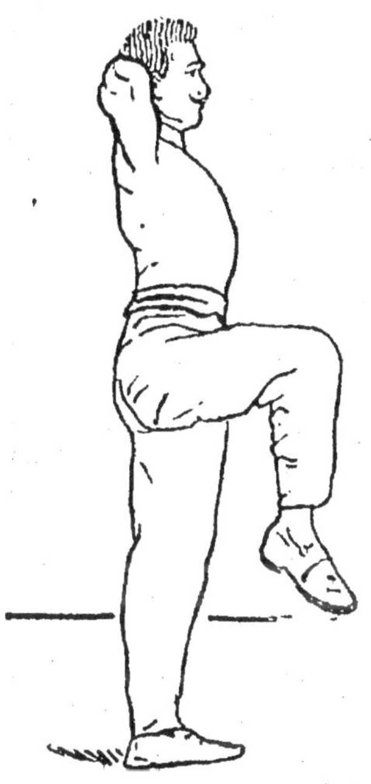

Fig. 65. —. Mains à la nuque ; élévation alternative des genoux.(Cap. com. Lefebure ; p. 92.)

En temps voulu, on fait l'exercice « mains aux hanches,écartement de la jambe» — 1 : « élevez ! » ; porter le poids du corps sur le pied gauche ; écarter lentement la jambe droite tendue latéralement aussi haut que possible, le tronc restant vertical ; — 2 : « abaissez ! » ; abaisser la jambe par les moyens inverses. — On fait des progrès, lorsqu'on exécute

1. M. Lefebure indique d'exécuter ensuite l'exercice en deux temps, avec les mains aux hanches, un genou s'élevant au moment où le pied de la jambe opposée pose à terre ; augmenter progressivement la cadence du mouvement jusqu'à atteindre celle du pas ordinaire. L'instructeur ajoute au commandement d'avertissement l'avertissement « dans la cadence du pas ordinaire ».

Ce qu'on admire le plus à l'Ecole normale de gymnastique et

ce même exercice avec les bras latéralement, puis avec les bras levés. (Figure 66.)

L'exercice qui vient ensuite est celui du : « genou levé, mains aux hanches ; extension de la jambe en arrière. » Il est absolument nécessaire pour assouplir les convalescents, qui ont subi pendant plusieurs mois la permanence dans la station assise, ou dans le décubitus dorsal. — On les y prépare au moyen d'une manœuvre d'extension pendant le décubitus dorsal et dans l'attitude de l'hyperextension de la hanche. C'est facile à réaliser sur le plint suédois, que l'on trouve désormais dans tous les services bien organisés [1].

Il est moins difficile d'obtenir l'exercice de l' « extension de la jambe en avant. » — M. Lefebure fait débuter par la position initiale « genou levé, mains aux hanches » ; — puis il commande :

---

d'escrime de Bruxelles, c'est la manière exacte, dont tous les gymnastes observent avec un ensemble parfait la remarque suivante, qui est voulue par le Commandant de l'Ecole.— « Pour vérifier l'équilibre pendant l'exécution du mouvement en deux temps, l'instructeur commande parfois : *Halte !* au moment où l'un ou l'autre genou est levé. — Les hommes maintiennent le genou levé et conservent l'équilibre jusqu'au commandement : *Partez !* qui détermine la reprise de l'exercice ». — Quand on a vu la netteté et l'ensemble de cette vérification, on devient convaincu de la puissance que l'homme peut acquérir pour *être maître de ses mouvements.*

1. M. Lefebure décrit plus loin le mouvement : « genou levé, mains aux hanches, écartement de la jambe ». Il recommande d'écarter lentement, et autant que possible, le genou latéralement, la cuisse maintenue horizontale et la jambe verticale, les hanches bien fixées. — Ensuite il fait exécuter le même exercice avec les mains à la nuque, et, plus tard, il le fait faire avec les bras levés. (Page 95).

— 1 : « étendez ! » ; étendre lentement la jambe droite en avant, sans baisser le genou, le cou-de-pied tendu, la pointe du pied légèrement tournée en dehors, ainsi que le genou ; la tête droite, les reins cambrés, le corps maintenu vertical, ainsi que la jambe servant d'appui, sans fléchir le genou ; — 2 : « fléchissez ! » ; revenir à la position initiale par les moyens inverses ; — 3 : « fixe ! » ; reprendre la position initiale en deux temps. — Pour faire des progrès, on exécute ensuite le même exercice avec les mains à la nuque ; puis on le fait avec les bras levés (figure 67). — Ensuite, lorsque l'assouplissement est devenu suffisant, on fait exécuter l'extension de la jambe successivement en arrière et en avant.

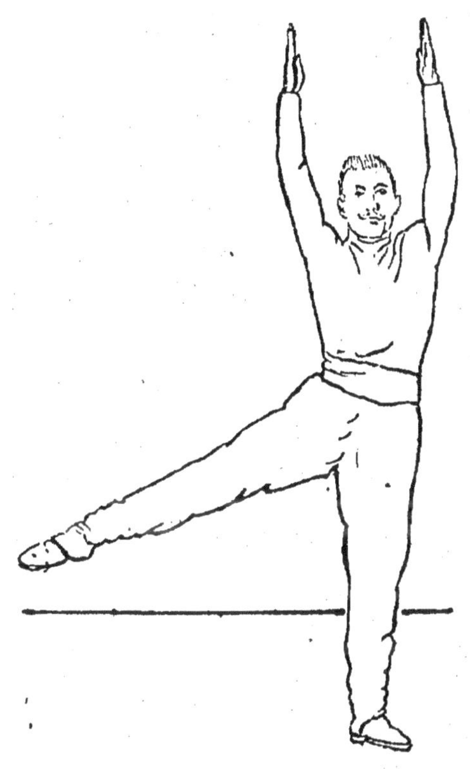

Fig. 66. — Bras levés ; écartement de la jambe. (Cap.-com. Lefebure ; p. 93.)

Pour refaire l'éducation fonctionnelle des membres, la gymnastique ne doit pas être stationnaire ; elle doit être variée ; et elle doit aboutir à des progrès. — « Lorsque les hommes ont acquis de la stabilité dans les exercices d'équilibre exécutés sur le sol, ils sont exercés à des équilibres sur des engins progressivement élevés[1]. » — Pour les convalescents de fractures des membres inférieurs, il suffit de pratiquer les équilibres sur la barre d'assemblage du banc de gymnastique préalablement renversé (fig. 68). Quand on arrive à les bien faire, on parvient à supprimer la claudication et l'incoordination de la marche.

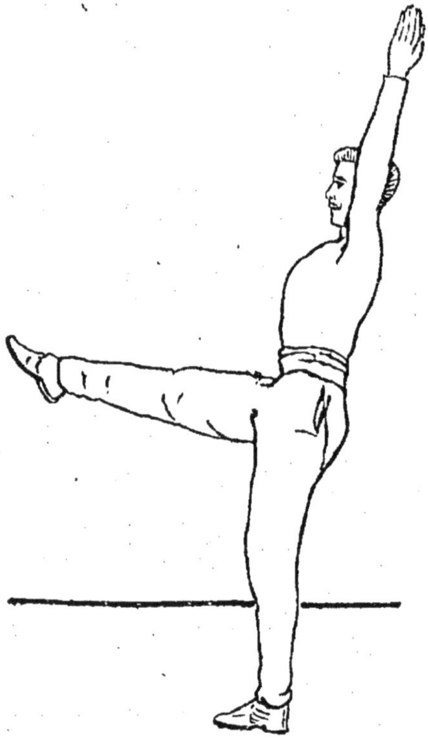

Fig. 67. — Mains levées ; extension de la jambe en avant. (Cap.-com. Lefebure ; p. 94.)

Cependant, il faut sans cesse y insister : c'est par la gymnastique respiratoire qu'il faut commencer ; et c'est par la gymnastique vertébrale qu'il faut harmoniser le fonctionnement des membres.

On aurait tort de croire que les mouvements du

1. Capitaine-commandant Lefebure, *Méthode de gymnastique éducative*. Bruxelles, 1905 ; page 95. — La stabilité étant assurée à une hauteur moindre, les marches en équilibre sont répétées, le

tronc n'ont qu'une valeur locale. Sans doute, ils ont pour but d'assouplir la partie dorsale et lombaire de la colonne vertébrale ; mais ils aboutissent à exercer les muscles, qui s'y insèrent latéralement (Lefebure).

Il faut donc les bien connaître et les conduire exactement, pour organiser la rééducation de la fonction des membres, surtout lorsque la fracture a été plus ou moins voisine de la racine du membre.

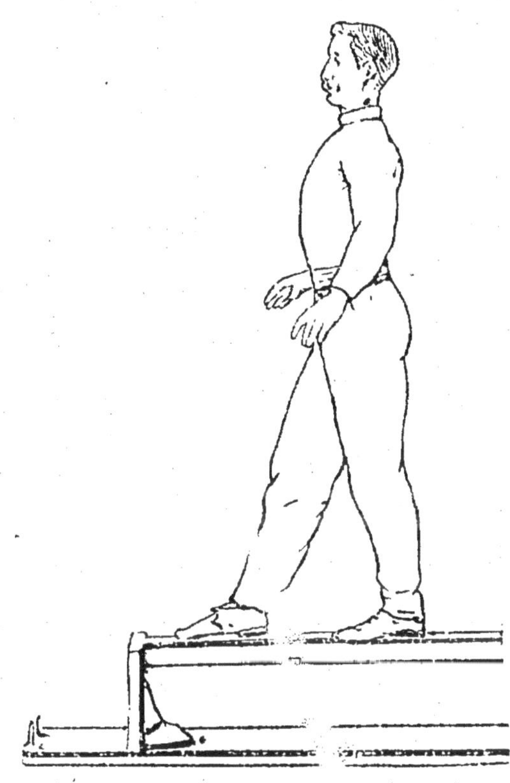

Fig. 68. — Marche en équilibre sur la barre d'assemblage du banc de gymnastique préalablement renversé. (Cap.-com. Lefebure. *Méth. gymn. éduc.*; p. 95.)

Le premier mouvement de cette série est celui de « flexion du tronc en arrière ». — Pour les débuts, il faut adopter la position initiale des « mains aux hanches ». —

même auteur l'enseigne, avec le fusil tenu dans la position de l'arme descendue, dans l'une, puis dans l'autre main.

Les engins qui conviennent particulièrement pour les équilibres élevés sont : la barre d'assemblage du banc de gymnastique préalablement renversé ; la poutre, dont la partie équarrie est placée vers

M. Lefebure règle ce mouvement en deux temps : — 1 : « fléchissez ! » ; fléchir lentement et autant que possible le tronc en arrière, la poitrine portée vers le haut, en s'efforçant d'étendre la colonne vertébrale et en inspirant profondément ; maintenir la tête dans sa position relative par rapport au tronc, sans porter les hanches en avant, ni fléchir les genoux ; — 2 : « redressez ! » ; revenir à la position initiale par les moyens inverses. — Pour faire des progrès, l'instructeur fait plus tard l'exercice avec les mains à la nuque ; et plus tard encore, avec les bras levés (figure 69). Dans cette dernière façon, les bras étant levés, on doit éviter de les porter en avant de la courbure du tronc.

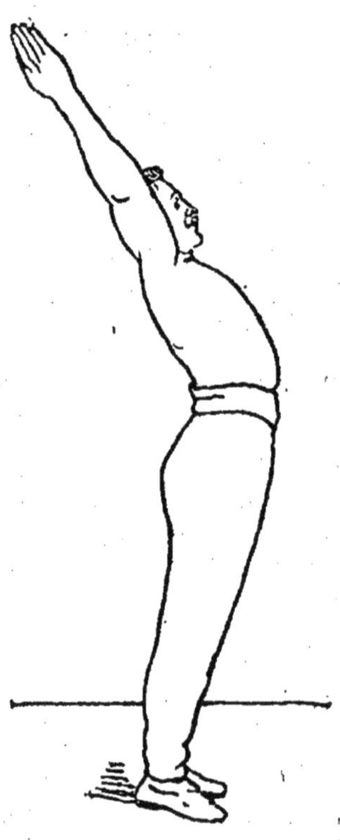

Fig. 69. — Bras levés ; flexion du tronc en arrière. (Cap.-com. Lefebure. *Méth. gymn. éduc.*; p. 53.)

La même progression est ménagée pour le mouvement qui vient ensuite, celui de « flexion du tronc en avant ». — Le mouvement se fait en deux temps : — 1 : « fléchissez ! » ;

le haut, etc. Ces engins sont ensuite inclinés progressivement, pour augmenter la difficulté des marches en équilibre. — M. Lefebure fait répéter les équilibres sur des engins vacillants. (page 96.)

fléchir lentement le tronc en avant, sans voûter le dos ; cambrer les reins, sans contracter les muscles du cou ; — 2 : « redressez ! » ; revenir à la position initiale par les moyens inverses. — Les bras étant levés (figure 70), il est recommandé de les maintenir dans la direction du tronc, pendant la flexion en avant.

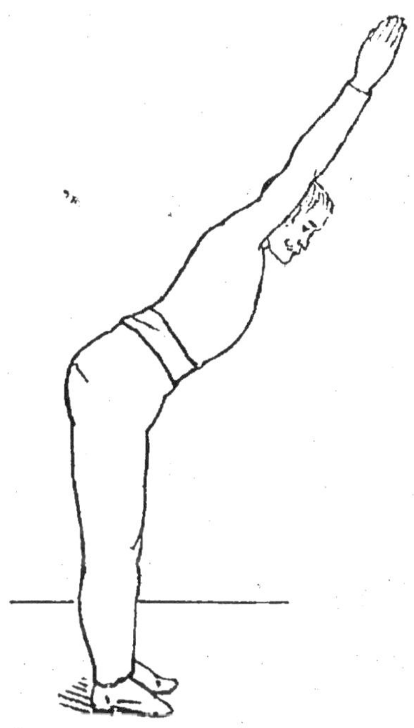

Fig. 70. — Bras levés ; flexion du tronc en avant. (Cap.-com. Lefebure. *Méth. gymn. éduc.* ; p. 54.)

Pour les convalescents encore jeunes, il est important de pousser plus loin ce mouvement et d'aller jusqu'à la « grande flexion du tronc en avant ». M. Lefebure le conduit habituellement en quatre temps : — 1 : « fléchissez ! » ; fléchir lentement le tronc en avant, sans voûter le dos ; cambrer les reins sans contracter les muscles de la nuque ; — 2 : « continuez ! » ; continuer le mouvement aussi bas que possible, suivant la conformation de chaque homme, sans fléchir les genoux et en s'efforçant de toucher le sol avec l'extrémité des doigts ; — 3 : « redressez ! » ; se redresser lentement, en étendant les reins ; et revenir à la position du tronc fléchi en avant ; — 4 : « achevez ! »

achever de redresser le tronc et reprendre la position initiale. — On fait des progrès, lorsqu'on exécute l'exercice en deux temps, sans s'arrêter à la position du tronc fléchi en avant[1].

Après ces mouvements connus, il faut obtenir celui de la « flexion latérale du tronc ». M. Lefebure le conduit en deux temps : — 1 : « fléchissez ! » fléchir lentement et autant que possible le tronc à droite ; maintenir la tête dans sa position relative par rapport aux épaules, qui doivent se mouvoir dans le plan latéral du corps ; éviter de soulever le pied du côté opposé à celui vers lequel s'infléchit le tronc ; — 2 : « redressez ! » reprendre la position initiale par les moyens inverses. — La position initiale est, pour le début, celle des « mains aux hanches » ; plus tard, on choisit celle des « mains à la nuque » ; puis celle des « bras latéralement » ; et on réserve pour la fin celle des « bras levés » en maintenant leur écartement. Dans tous les cas, M. Lefebure

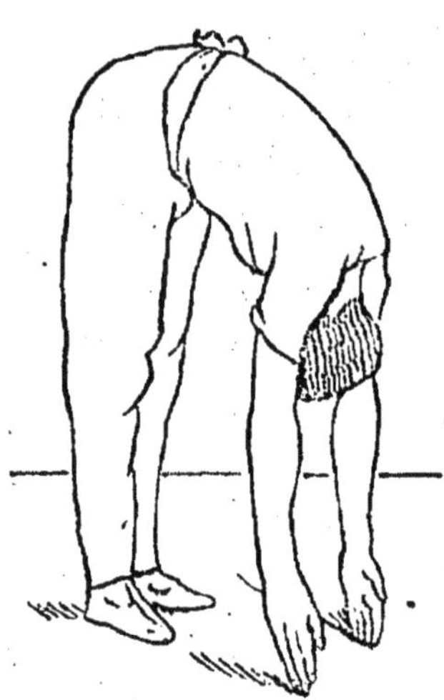

Fig. 71. — Bras levés ; grande flexion du tronc en avant. (Cap.-com. Lefebure. *Méth. gymn. éduc.* ; p. 54.)

1. « Le mouvement est toujours exécuté en deux temps, quand il est employé comme mouvement dérivatif, pour décontracter les muscles du dos. » (Lefebure.)

maintient les pieds joints (fig. 72), tandis que d'autres les préfèrent espacés.

Le mouvement de « rotation du tronc » s'exécute en deux temps : — 1 : « tournez ! » ; tourner lentement, et autant que possible, le tronc vers la gauche, les hanches restant fixées, la tête, les bras et les épaules maintenus dans leur position relative par rapport au tronc ; — 2 : «redressez!» ; revenir à la position initiale par les moyens inverses. — La position initiale est d'abord celle des « mains aux hanches » (fig. 73), puis celle des « mains à la nuque », et enfin celle des « bras levés ».

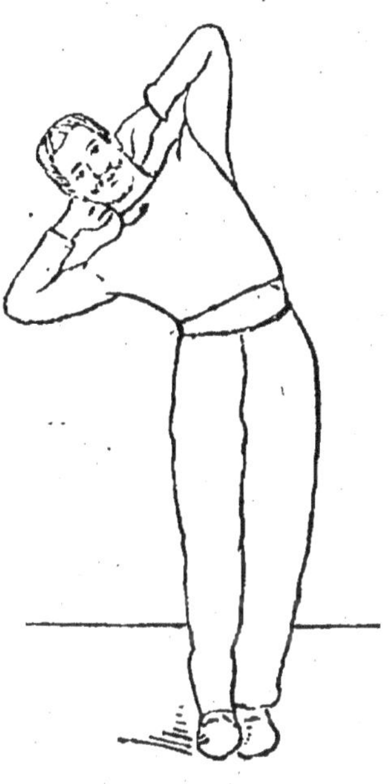

Fig. 72. — Mains à la nuque ; flexion latérale du tronc. (Cap.-com. Lefebure. *Méth. gymn. éduc.* ; p. 55.)

Pour terminer chaque séance, M. le capitaine-commandant Lefebure fait ordinairement exécuter une série d'exercices respiratoires. Son « but est de calmer le jeu des organes de la respiration et de la circulation [1]. »

1. Ces exercices contribuent puissamment, dit-il, au développement de la poitrine. Par exception, il les intercale, à titre dérivatif, pendant le courant de la séance, après la course ou tout exercice très énergique ayant sensiblement accéléré le jeu pulmonaire.

L'instructeur ne peut, dans ces circonstances de délassement, et sous prétexte de corrections à faire aux attitudes des gymnastes, modifier le rythme des mouvements respiratoires, afin de ne point enlever à ces derniers leur caractère essentiel. A cet effet, il choisit

— Selon lui, les exercices respiratoires se composent essentiellement des mouvements d'élévation ou d'écartement des bras, exécutés dans un rythme lent et accompagnés d'une inspiration profonde pendant l'élévation ou l'écartement des bras ; puis d'une expiration profonde pendant l'abaissement ou le rapprochement des bras. Ces recommandations de l'auteur ne doivent jamais être perdues de vue.

Il indique deux séries d'exercices respiratoires.

Dans la première série, l'inspiration concorde avec l'élévation des bras. Un mouvement se compose d'élévation en avant et d'abaissement latéral des bras. Un autre fait l'élévation latérale des bras et la flexion simultanée des jambes.

Dans la seconde série, l'écartement des bras est toujours préparé par la position initiale des « mains aux clavicules ». On commence par le faire dans la station debout ; puis avec le tronc fléchi en arrière ; ensuite avec « station avancée alternative » ; enfin avec « fente en arrière alternative [1] ».

---

de préférence des mouvements dont le mécanisme soit simple et bien connu au préalable. (Lefebure, *l. c.;* p. 159.)

1. La *gymnastique respiratoire* rend encore bien d'autres services. M. Lewy, de Marienbad, s'en sert pour le traitement des névroses telles que la neurasthénie, l'hystérie, l'hypocondrie, etc. Il obtient la suppression des obsessions, des bouffées de la ménopanse, etc. (*Semaine médicale;* Paris, 20 septembre 1905 ; p. 451.) — Il obtiendrait mieux encore, si sa méthode était moins imparfaite. — « Le malade respire lentement, profondément et sans effort, à la fois par le nez et par la bouche. On lui prescrit de fermer la bouche à la fin de l'inspiration et d'expirer immédiatement, sans marquer de temps

La gymnastique éducative est d'ailleurs toujours susceptible d'être adaptée à chaque cas particulier.

A Stockholm, M. A. Wide ne cesse pas d'enseigner la précision dans les indications thérapeu-

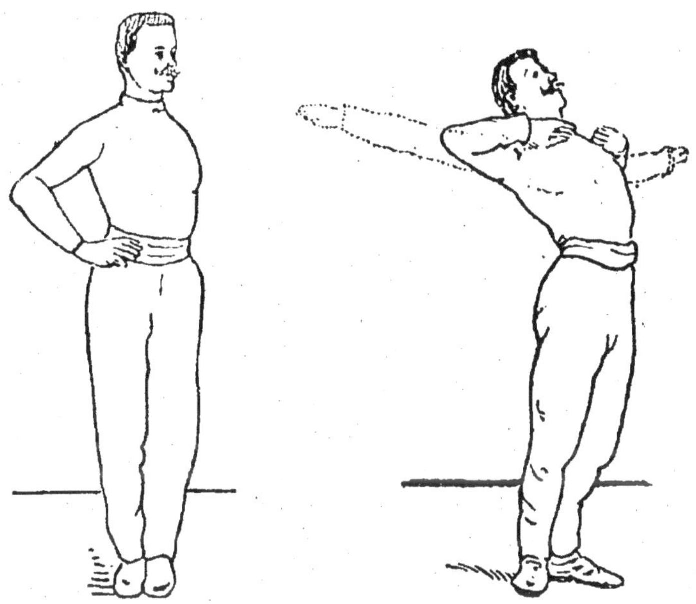

Fig. 73. — Mains aux hanches ; rotation du tronc.(Cap.-com. Lefebure. *Méth.gym. éduc.* ; p. 55.)

Fig. 74. — Tronc fléchi en arrière, mains aux clavicules ; écartement des bras. (Cap.-com. Lefebure. *Méth. gymn. éduc.* ; p. 161.)

tiques. Il veut préserver le traitement de l'écueil

---

d'arrêt. Ce mouvement est répété cinq fois de suite ; puis on accorde un repos de quelques instants ; et l'on recommence plusieurs fois s'il en est besoin. »

La bonne méthode de *gymnastique respiratoire* a besoin d'être menée plus complètement auprès des convalescents des fractures des membres (voir pp. 1412-1435). En France on commence à mettre le précepte en pratique.

d'une régularité routinière. « Le médecin, dit-il [1], doit pouvoir composer lui-même une ordonnance de gymnastique suivant chaque cas particulier et d'après les principes énoncés » par M. Wide lui-même [2].

« Il faut, dit-il encore, varier ses prescriptions et ne pas faire exécuter à tout le monde la même liste de mouvements [3]. »

Les convalescents de fractures du membre inférieur subissent, à cause de leur séjour prolongé au lit, une diminution générale des forces, comme dans certaines maladies constitutionnelles. Et c'est bien la gymnastique médicale, qui convient dans ces circonstances, et non pas la gymnastique éducative ou pédagogique [4]. « Il arrive, dit

---

1. A. Wide, directeur de l'institut orthopédique de l'Etat à Stockholm. *Traité de gymnastique médicale suédoise*, traduit, annoté et augmenté par M. Bourcart, avec préface par Fernand Lagrange. Paris, Genève, 1898 ; p. 409.

2. *Ibidem*; p. 168.

3. « La gymnastique appliquée au traitement des déviations verticales doit toujours être correcte et exécutée avec une certaine énergie. Les mouvements mal effectués peuvent avoir une action très défectueuse et produire quelquefois une augmentation rapide de la maladie » (A. Wide. *l. c.*; p. 409).

4. Quand il n'y a pas d'affection pathologique définie, la gymnastique s'adresse à des personnes, qui, pour une raison ou pour une autre, prennent trop peu de mouvements. Il en est de même pour celles qui sont *restées très longtemps couchées, pendant une convalescence lente*, chez des jeunes filles mal développées, chez des personnes d'un certain âge, qui, grâce à leurs occupations, ne peuvent plus prendre l'exercice nécessaire. — On comprend l'utilité et la nécessité de ce traitement par la gymnastique. Pour la même raison, on apprécie qu'il est préférable d'employer la gymnastique médicale plutôt que la gymnastique pédagogique contre l'anémie et

M. Wide, que certains malades, venus dans nos instituts pour traiter une scoliose ou quelque autre affection spéciale (une convalescence de fracture, par exemple), bénéficient, à côté de leur guérison locale, d'une amélioration, soit dans leur appétit, soit dans le développement de leur force corporelle. — Ils ont, en outre, remarqué que si, pour une cause ou pour une autre, ils ont dû interrompre leur traitement, leur état général est resté stationnaire [1]. »

On comprend que ceux-là reviennent à l'institut de gymnastique médicale ou orthopédique de Stockholm ; et la présence de ces *guéris* donne parfois à la réunion un caractère d'urbanité qui ne ressemble plus à celui des groupes de valétudinaires, comme on en voit pour former le fonds commun des hôpitaux, des villes d'eaux et de la plupart des établissements destinés au soulagement des malades ou des infirmes [2].

---

la chlorose. Il en est encore ainsi pour les sujets faibles et mal développés. « Nous voyons tous les ans, ajoute M. A. Wide, combien leur état général est amélioré par un traitement sérieusement combiné. » (p. 416).

1. A. Wide. *l. c.*; p. 417. « C'est pourquoi nous voyons, ajoute-t-il encore, *souvent revenir* des malades, qui désirent reprendre, pour une période plus ou moins considérable, un traitement, qui leur donne de nouvelles forces ».

2. « En Suède, beaucoup de personnes, dans le développement complet de leurs facultés physiques, se rendent cependant à nos instituts pour s'y reposer de leurs fatigues intellectuelles. Des gens d'un certain âge, qui ne peuvent plus se livrer à leurs occupations, viennent aussi chercher chez nous un complément à leur manque d'exercice.

» Notre éminent confrère, M. Fernand Lagrange, après sa visite

Cependant, il ne faut pas que cette circonstance accrédite une erreur. M. A. Wide l'a écrit : « Parmi les nombreux malades, qui ont passé dans nos instituts (de Stockholm), nous n'en avons jamais trouvé un seul qui y soit venu *directement* pour son plaisir !

» La gymnastique certainement n'a pas d'autres attractions que sa bonne influence sur la santé ; et tout le monde le reconnaît à présent [1].

à Stockholm en 1890, a prononcé sur la gymnastique suédoise des paroles très flatteuses et très enthousiastes ; mais nous, nous ne sommes pas tout à fait d'accord avec lui, lorsqu'il dit *qu'à Stockholm les instituts sont un prétexte à réunions et à causeries.* Il faut le prendre comme une expression de la *jovialité française ;* car, parmi les nombreux malades qui ont passé dans nos instituts, nous n'en avons jamais trouvé un seul qui soit venu *directement* pour son plaisir ! » (A. Wide. *l. c.;* p. 417).

1. En France, tout le monde ne veut pas le reconnaître. M. Louis Lièvre le déclare (pp. 104 - 106) dans son livre *Massage* et *masseurs* (Paris, sans date, avec préface par M. P. Brouardel). Il prétend que le massage, comme la gymnastique suédoise, ne sont qu'un *bluff ;* et il ne s'aperçoit pas qu'il en parle avec le ton du *puffisme.* La saine critique scientifique n'a que faire des plaisanteries ; elle passe outre.

M. Leredde se prononce en septembre 1905 sur un mouvement d'opinions qui se produit en France pour une réforme de l'enseignement des sciences médicales. Il en espère une modification profonde « dans les mœurs médicales ».... si les médecins comprennent d'une manière libérale et large la lutte contre l'exercice illégal. « Celui-ci a pour origine, ajoute M. Leredde, l'ignorance du public. Et celle-ci n'existerait pas au degré où elle se manifeste aujourd'hui, si nous-mêmes luttions contre cette ignorance et si nous donnions et pouvions donner toujours l'exemple de la médecine bien faite. »

Parmi les futurs médecins, il s'en trouve qui ne se bornent pas à poursuivre l'acquisition du diplôme, qui leur confère le droit d'exercer légalement. — Ceux-là ont une conscience mieux éclairée : « *ils veulent apprendre* à connaître, à traiter les cas élémentaires

» La gymnastique suédoise est et restera un des meilleurs adjuvants de la médecine ; car elle améliore une circulation qui est affaiblie ; elle rend une respiration superficielle plus profonde et plus complète ; elle active les échanges nutritifs ; elle augmente la puissance, ou rend leurs fonctions à

---

qui se présenteront à eux chaque jour » ; et c'est bien leur droit le plus naturel.

« De nombreux médecins, affirme M. Leredde, s'intéresseront au mouvement qui se prépare. L'enseignement qu'ils ont reçu n'a pas été adapté à leurs besoins, c'est-à-dire à ceux des malades eux-mêmes ». Qu'un ministre adresse une circulaire aux recteurs, afin de consulter les professeurs, il n'en peut résulter que des réformes administratives selon les usages des fonctionnaires français.

« A-t-on craint, demande M. Leredde, de connaître l'opinion de médecins qui exercent la médecine de tous les jours ? Sans eux, sans leurs observations, sans leurs conseils, tout changement sera stérile, toute réforme sera illusoire. Seuls, ceux qui vivent au contact du malade peuvent dire ce qui a manqué à leur instruction, à leur éducation médicale, ce qu'il faudrait apprendre aux jeunes ». (*Bulletin de l'association d'enseignement médical professionnel.* Cours de vacances. Paris, n° 4 ; septemb. 1905 ; pp. 1-2.

La question de l'enseignement a, pour ainsi dire, accaparé toute la deuxième assemblée générale du premier *Congrès international de physiothérapie* (Liège, 12 15 août 1905.) On y a entendu M. De Vries-Reilingh, de Groninghe ; M. Rivière, de Paris ; M. Belot, de Paris ; M. Le Marinel, de Bruxelles ; M. Kuthy, de Budapest ; M. Ley, d'Anvers et plusieurs autres. — M. Bum, de Vienne, a donné des détails sur la façon dont est compris l'enseignement de la physiothérapie à l'Université de Vienne. — M. Winternitz, de Vienne, est partisan de cet enseignement « à la condition qu'il soit purement *clinique* ». — C'est presque l'avis de M. Belot, de Paris. — M. Kuthy, de Budapest, explique la façon dont cet enseignement est compris en Hongrie ; et M. Le Marinel, de Bruxelles, dit qu'il y a lieu d'instituer des services dans les hôpitaux pour l'enseignement universitaire de la gymnastique médicale.

Personne ne paraît avoir ajouté que, pour aboutir, il faut compter sur l'*initiative privée* beaucoup plus que sur les administrations et les fonctionnaires publics.

des muscles affaiblis ou paralysés ; elle supprime des déviations ; elle calme la surexcitation du système nerveux ; elle permet à la jeunesse atteinte dans son développement de reprendre ses droits, et au vieillard de conserver encore sa vigueur d'autrefois. » (A. Wide).

Suédois ou non, tous ceux qui s'occupent de ces questions controversées, ont une réponse courte et forte pour ceux qui se sont faits des adversaires de parti pris : « Essayez-en ». — Pour tous les hommes de bonne foi et de tenace persévérance, l'argument est convaincant.

Pour ceux qui s'obstineront encore, il ne suffit pas du dédain. Mieux vaut opposer l'enseignement judicieux que donne M. A. Wide, à Stockholm, pour chacun des cas difficiles. « Dans ce cas, le médecin doit exécuter *lui-même* le traitement et y mettre *beaucoup de précaution*[1] ». — On peut trouver en France un enseignement de même sorte ; mais il n'est pas sans contradiction.

Il est désormais certain que le traitement des fractures des membres est devenu difficile, pour

---

1. A. Wide. *l. c.*, pp. 409 410. C'est l'auteur lui-même qui souligne les mots.

Malheureusement, la traduction en langue française de cet enseignement donné à l'institut orthopédique de Stockholm est désormais épuisée à Paris ; mais il s'en trouve encore à Genève, et on peut établir ce qu'est réellement l'enseignement de la gymnastique médicale suédoise.

les mauvais cas, auprès des victimes des accidents du travail. — La difficulté est trop souvent augmentée par le libre choix du médecin par le blessé, en ce que c'est devenu un moyen favorable pour le libre choix de l'infirmité.

Dans l'ordre des revendications financières, il se fait un pas de plus : le médecin est judiciairement poursuivi par l'ouvrier-plaideur, soit parce qu'il a méconnu un des éléments de la blessure, soit parce qu'il est rendu responsable d'une partie de l'infirmité.

Dans toutes les affaires d'accidents du travail, il existe des certificats qui diffèrent les uns des autres ; et il appartient aux avocats et aux avoués de les opposer entre eux et de les commenter dans le sens contradictoire. Il est donc naturel de voir se multiplier les imputations en responsabilité chirurgicale, qui surgissent pendant les procès relatifs aux accidents du travail.

Il n'est plus suffisant, pour le chirurgien, d'avoir fait tout son devoir ; il est devenu nécessaire de prévoir et de prévenir les accusations de négligence et d'impéritie : il est temps de se munir de précautions : il faut être en mesure de fournir la preuve qu'il n'a pas été commis de fautes techniques ; il faut se souvenir de ce qu'a été le bon vouloir en temps propice ; il faut enfin sauvegarder le principe qui contrebalance le libre choix du médecin par le blessé.

Le médecin est libre de refuser éventuellement ses soins à un blessé, qui prétend imposer le choix de son traitement [1].

---

1. Parmi les documents de nature à établir la jurisprudence, il convient de ne pas méconnaître un jugement rendu, le 9 mai 1905, par M. le juge de paix du premier arrondissement du Hâvre. « Si la loi permet à l'ouvrier victime d'un accident du travail de se faire soigner par un médecin de son choix, aux frais du chef d'entreprise, *c'est à ses risques et périls*, en ce sens qu'il doit supporter les conséquences des erreurs ou fautes du médecin, qu'il a choisi. » — En l'espèce, le médecin avait ordonné intempestivement la mise d'un appareil au genou de la victime, qui eut pour effet de prolonger l'incapacité. — Le Tribunal refusa l'indemnité temporaire pour la période de cette prolongation ; et l'article 15 de la loi du 31 mars 1905 spécifie que ce jugement est rendu au dernier ressort, puisqu'il s'agit de contestations relatives aux indemnités temporaires.

DU MÊME AUTEUR :

Contribution à l'étude de la myosite. Paris, 1879 ; 116 pages.

Études sur les plaies des ouvriers en bois. Paris, 1883, in 8° ; 46 pages, 22 figures. — **Même mémoire.** *Traduit en espagnol.* Barcelona, 1884. — **Même mémoire.** *Traduit en italien.* Bologna, 1884.

Plaies par peignes de filature. Paris, 1883, in-8° ; 40 pages, 7 figures. — **Même mémoire.** *Traduit en espagnol, par le Docteur F. Curos Alcantara.* Barcelona, 1884.

Arrachements dans les établissements industriels. Bruxelles, 1884 ; 68 pages, 7 figures. — **Même mémoire.** *Traduit en espagnol.* Barcelona, 1884

Sur le pronostic des mutilations de la main. Paris, 1884.

Le crin de Florence. Paris, 1884, 1885.

Pratique chirurgicale des établissements industriels. Paris, 1884, 1885 ; 352 pages, 95 figures.

Étude sur les coups de carde. Bruxelles, 1886 ; 44 pages, 43 figures.

Essai de chéiroplastie : tentative de restauration du pouce. Paris, 1886 ; 16 pages, 33 figures.

Des accidents du travail. Paris, 1888, in 8° ; 84 pages, 163 figures.

Étuves et chirurgie. Lille, 1889 ; 58 pages, 23 figures.

Pustule maligne en Flandre. Lille, 1879.

Actinomycose en Flandre. Lille, 1892 ; 26 pages, 4 figures.

Coxa vara (s. l. n. d,) avec Ch. Guilbert, Lille, 1902.

Hanche à ressort. Lille, 1904.

Autoplastie de la main. Lille et Paris, 1893.

Secours aux blessés : actualité de la question. Lille, 1900 ; 57 p.

» » **les idées d'organisation font des progrès.** Lille, 1901 ; 43 pages.

Secours aux blessés : la loi du 22 mars 1902. Lille, 1903 ; 35 p.

» » **hôpitaux corporatifs Allemands.** Paris, 1903 ; 196 pages, 62 figures.

Études sur les fractures indirectes, dorsales et dorsolombaires de la colonne vertébrale. Tom. I., Paris, 1902 ; 386 p., 92 figures.

Organisation des soins à donner aux victimes des accidents du travail. Paris, 1903 ; 151 pages, 21 figures.

Conférence sur les accidents du travail. Bruxelles, 1903 ; 42 pages, 28 figures.

L'assassinat médical et le respect de la vie humaine. Paris, 1904 ; 291 pages.

Le même. *Traduit en espagnol, par le Docteur José Blanc y Benet,* 1906.

Études sur le traitement des fractures des membres. Paris, 1906 ; in-8° de 1644 pages, 235 figures.

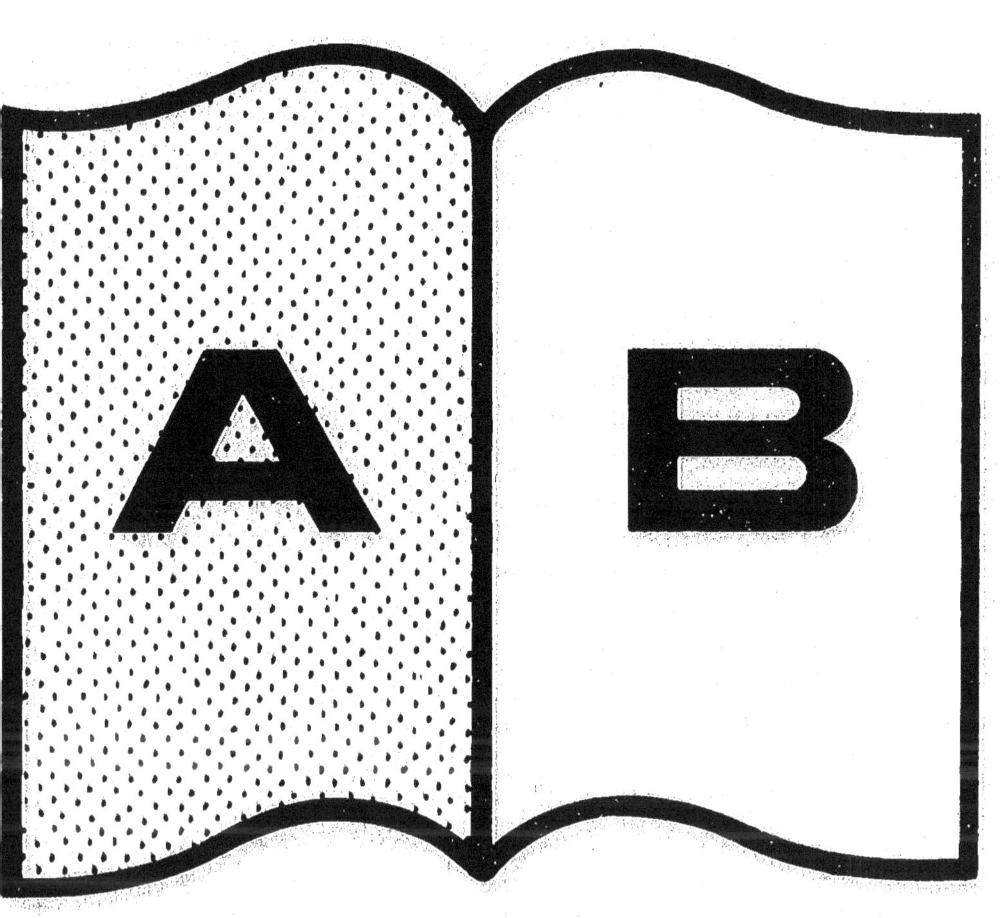

Contraste insuffisant

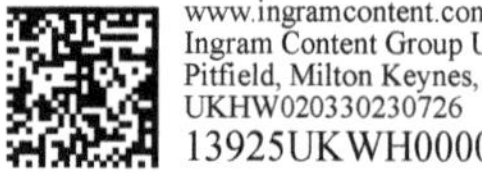

www.ingramcontent.com/pod-product-compliance
Ingram Content Group UK Ltd.
Pitfield, Milton Keynes, MK11 3LW, UK
UKHW020330230726
13925UKWH00002B/731

9 782013 561396